高等院校医学实验教学系列教材

组织学实验教程

主　编　余　鸿　王巧稚
副主编　韩　艺　徐富翠　赵宏贤
编　者　（按姓氏汉语拼音排序）
曹译心　韩　艺　蒋丽蓉　刘　丽
梅欣明　彭　柯　王巧稚　王特为
徐富翠　许希燕　余　鸿　赵宏贤
邹礼乐

科学出版社
北　京

内 容 简 介

本书是针对组织学实验教学的指导用书。内容为人体四大基本组织和主要器官系统中重要器官的组织学结构观察。全书以纸质教材加数字资源形式呈现，纸质教材中全部彩图均是切片在显微镜下实拍的照片或数字切片图。数字资源均为重点、难点标本的教学微视频，扫描纸质教材中对应二维码，即可观看对应微视频。每段微视频包括该切片学习目标、切片讲解及小结，可帮助学生更直观、真实地掌握切片内容，并为学生自主学习、课后复习创造了条件。这种纸质教材与实验微视频相结合的设计，既兼顾组织学学科的特点，又紧跟现代化教育的趋势，可帮助学生进行自主学习和课后复习，提高学习效果。

本书适用于高等学校临床、口腔、麻醉、基础、预防、护理、检验、药学、康复等专业学生使用，也可供本学科教师、临床医务工作者和研究人员参考使用。

图书在版编目（CIP）数据

组织学实验教程 / 余鸿，王巧稚主编．—北京：科学出版社，2020.8
高等院校医学实验教学系列教材
ISBN 978-7-03-062999-9

Ⅰ．①组… Ⅱ．①余… ②王… Ⅲ．①人体组织学－实验－医学院校－教材 Ⅳ．① R329-33

中国版本图书馆 CIP 数据核字（2019）第 254039 号

责任编辑：周　园 / 责任校对：郭瑞芝
责任印制：霍　兵 / 封面设计：陈　敬

科学出版社 出版
北京东黄城根北街 16 号
邮政编码：100717
http://www.sciencep.com
北京中科印刷有限公司印刷
科学出版社发行　各地新华书店经销
*
2020 年 8 月第　一　版　开本：787×1092　1/16
2025 年 1 月第五次印刷　印张：5
字数：121 000

定价：32.00 元

前　言

组织学是一门重要的医学基础课程，也是学习生命科学的必修课。该门课程可为学生提供正常人体微细的组织结构及相关功能的形态学知识，为后续其他医学课程的学习奠定基础。《组织学实验教程》是根据高等医学院校组织学教学大纲，结合教学实际情况和教师们多年的实验教学经验编写而成，可巩固和验证理论课知识。为适应新形势下的教学要求，本书内容简明、精练，并精选了大量色彩清晰、内容真实的彩色照片，扫描书中二维码还可看到重点或难点切片的微视频描述，方便学生反复学习。

本书结合实验内容，共分十八章，对实验室注意事项、显微镜的使用、实验目的与要求、切片标本的观察要领等都做了介绍。每一章的开篇列出了本章要求掌握、熟悉和了解的内容，使学习者在学习中更加有的放矢；实验中明确了每一个标本所要观察的内容（观察要点），对每一个标本分别从肉眼观察、低倍镜及高倍镜观察三个层次进行了指导和说明，非常有利于学习者进行实验操作和结构观察，同时也介绍了示教切片，可拓宽学习者的知识面。

每章末均附有思考题，意在提高学生解决问题和综合分析的能力；培养科学的思维方法和严谨的科学作风。

建议学生在实验前进行预习，在观察学习中注重理论与实验相结合、形态与功能相统一，提高自身通过平面二维图像联想而还原三维立体图像的空间思维能力。

本书的编写是一种新的尝试，限于编者的水平有限，书中难免存在不足之处，敬请读者不吝赐教。希望通过大家的共同努力，让本书得以不断完善和提高。

余　鸿　王巧稚

2019 年 7 月

目　　录

第一章 绪论（Introduction）

组织学是一门微观形态学科，也是重要的医学基础课程。正常人体的微细结构是组织学的主要研究内容，也是医学生需要学习的重要知识。实验课是在教师的指导下，以学生为主体，通过对细胞、组织和器官微细结构的观察分析，加深和巩固对理论课所学内容的理解和记忆。实验课是理论课的重要实践，是掌握人体微细结构及其相关功能的必要手段。在实验课中，学生必须以严肃的态度、严格的要求、严密的方法训练自己，规范而熟练地使用显微镜，按步骤认真细致地观察标本，对自己掌握的知识进行归纳和总结，从而培养观察、分析、判断和解决问题的能力及实事求是的科学态度。对于医学生来讲，掌握组织学的基本知识和技能，也将为今后学习生理学、病理学等后续课程及进行科学研究奠定良好的形态学基础。

【目的要求】

1. 掌握：光学显微镜的基本结构和操作方法；细胞的一般光镜结构和超微结构特点；组织学学习的基本方法。
2. 熟悉：实验室守则和注意事项。
3. 了解：组织切片的制作方法。

【实验内容】

一、实验室守则和注意事项

根据学习进度和实验指导的目的要求，认真阅读实验指导的有关内容。每次实验课时应携带教科书、教学大纲、实验指导、课堂笔记、绘图工具（彩色铅笔、黑色铅笔、橡皮擦、小刀、直尺及绘图纸），以便实验时参考及绘图时使用。进入实验室后要遵守以下实验室守则和注意事项。

1. 自觉遵守实验室规则，不得无故缺席、迟到或早退。保持课堂安静、实验室整洁，课后应做好清洁，离开实验室时要关好门窗、关闭水电开关。
2. 实验时按编定位置就座，并使用固定编号的显微镜。取用及归还显微镜时，应右手持镜臂，左手托镜座，勿单手提拿。
3. 正确使用显微镜观察切片，爱护显微镜及切片。
4. 观察切片时应注意切片的正反面，有标本的一面（一般为有盖玻片的面）朝上。观察完毕将切片按顺序放置于切片盒内，勿随手乱放，以免损坏切片。若有损坏或遗失，应登记赔偿并调换或补充。
5. 显微镜使用完应关闭电光源，下降载物台，取下标本，将物镜转开，以免发生意外损坏。若显微镜出现问题应及时报告实验教师，并进行登记。

二、学习方法

1. 实验课的主要内容是观察切片。通过观察切片加深理解、巩固理论内容。应注意理论与实践相结合、文字与图像相结合，在辅以教学视频、挂图及多媒体影像的基础上，识别和分析镜下结构，以达到熟悉及掌握所学知识的目的。并且在学习过程中，培养发现问题、分析问题和解决问题的能力。

2. 实验课前应复习理论知识，预习实验指导，参考教学大纲，对实验的要求和内容有所了解。

3. 实验课应集中注意力，独立地、有顺序地观察切片。观察切片时，应遵循先肉眼、再低倍镜后高倍镜的观察顺序，必要时才使用油镜。

首先用肉眼观察标本的大致轮廓、形态和染色情况，再使用低倍镜、高倍镜观察。低倍镜可以了解组织切片的全貌、层次和位置关系，而高倍镜下观察的只是局部的放大图像，故应重视低倍镜下的观察结果。因此，放置切片后，勿立即使用高倍镜观察。要培养正确的观察习惯，即从整体到局部，从一般结构到特殊、微细的结构。要注意切面与立体的关系，相邻各部分之间的关系，并联系功能理解结构。要先了解标本的一般结构共性，再了解个别特征，对类似的组织器官要相互比较区别。要求绘图或描述的内容必须在全面仔细观察标本和理解的基础上，选择标本中比较典型的部位，按照实物的形态结构和染色情况进行绘图和描述。实验报告必须真实、准确，并注意整洁。

4. 复习、巩固。每次实验课后，应按照教学大纲的要求，结合标本对理论知识进行复习、整理、综合、巩固，加深理解和记忆。

三、光学显微镜的结构及其使用

光学显微镜（light microscope，LM），简称光镜，是组织学与胚胎学实验课的重要工具，必须按规定的操作程序正确使用以免损坏，从而保证实验课的顺利进行。

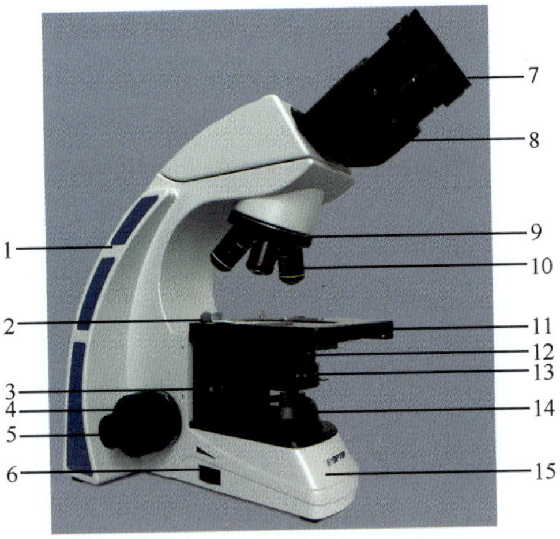

图 1-1　一般光学显微镜构造

1 镜臂；2 压片夹；3 聚光器螺旋；4 粗准焦螺旋；5 细准焦螺旋；6 电光源亮度调节钮；7 目镜；8 镜筒；9 物镜转换器；10 物镜；11 载物台；12 聚光器；13 光圈；14 电光源；15 镜座

（一）光学显微镜的主要构造

光学显微镜的主要构造分为三个部分：机械部分、照明部分和光学部分。简单来说，机械部分包括镜座、镜臂、载物台、压片夹、镜筒、物镜转换器、粗准焦螺旋、细准焦螺旋等；照明部分包括电光源、聚光器、光圈；光学部分包括目镜和物镜（图 1-1）。要求学生能准确辨认和正确使用。

（二）光学显微镜的使用方法

1. 对光　打开显微镜电光源，将低倍镜转于载物台正上方约 1cm 处，并将聚光器置载物台正下方约 1cm 处，用双眼观察目镜对光，调节到目镜中视野完全明亮为止。

2. 放片 肉眼识别标本的正反面（有盖玻片的一面为正面）。将正面朝上，用压片夹将切片固定，移动切片使标本移至载物台通光孔中央。

3. 调焦及观察 双眼从目镜中观察，转动粗准焦螺旋，将低倍镜至玻片的距离调至 0.5 ～1.0cm（肉眼从侧面观察距离）。缓慢转动粗准焦螺旋至出现物像，调节细准焦螺旋至物像清晰。

观察时应注意：

（1）由低倍镜转为高倍镜时，应先在低倍镜下找到物像，再将物镜转换器按顺时针方向旋转，使高倍镜转至载物台正中央。注意勿使镜头与玻片相碰。高倍镜下观察时只能使用细准焦螺旋调节焦距，直至物像清晰。

（2）如高倍镜下物像调节不清晰，应检查标本正反面是否有误，物镜是否转换到位，聚光器的位置和光圈大小是否合适。

（3）如转换高倍镜后视野光线变暗，应将聚光器往上升至顶部。

（4）对组织切片的观察，应按肉眼—低倍镜—高倍镜的顺序，勿放置标本后立即用高倍镜观察，以免调焦困难甚至损坏切片。

（5）若需使用油镜，应先在高倍镜下找到标本，并将待观察部分移至视野中央。将聚光器上升到最高，光圈开到最大。移开高倍镜，将香柏油滴在待观察部位，换用油镜，使香柏油与标本及油镜同时接触，小心转动细准焦螺旋，直到物像清晰。油镜使用完毕，应降低载物台，转开镜头，在擦镜纸上滴上二甲苯，将镜头及玻片上的香柏油擦拭干净。

（6）显微镜部件不得擅自拆卸，发现部件松动或损坏应及时报告实验指导教师，按要求登记维修。镜头如有污垢，应使用拭镜纸轻拭，切勿用手或其他物品擦拭，以免损坏镜头。

四、组织切片的制作方法

本实验课所用的标本，主要是石蜡包埋和普通染色 [苏木精 - 伊红（H-E）染色] 制作的切片，下面简单介绍组织切片的制作方法和步骤。

1. 取材 取新鲜和正常的人体或动物组织或器官制作标本，用刀片修成 $1cm^3$ 左右。

2. 固定 取材的新鲜组织块需用固定剂固定。目的是凝固和沉淀蛋白质，防止标本腐败和自溶。常用的固定剂有 90% 乙醇溶液、10% 甲醛、Zenker 液和 Bouin 液等。固定时间的长短随固定液性质、标本的大小与性质的不同而不同。

3. 脱水 固定后的组织块要用流动水冲洗，除去多余固定剂。新鲜标本富含水分，须先用脱水剂去掉组织水分，脱去水分的标本质地变得比较坚硬而致密，利于切片。常用的脱水剂是乙醇，脱水的步骤由低浓度逐渐转入高浓度（梯度脱水），不能直接放入高浓度乙醇脱水，否则会使细胞和组织骤然收缩，形态变化过大而影响观察。

4. 透明 标本脱水后经透明处理，才可以用石蜡包埋。因为水不能直接与包埋剂混合，组织块必须先透明，再用包埋剂置换进入组织内的透明剂，从而将包埋剂引进组织内。常用的透明剂有二甲苯、氯仿、甲苯、香柏油等。

5. 包埋 常用的包埋剂有石蜡及火棉胶。组织脱水透明后投入包埋剂的目的是使标本变硬，利于切片。石蜡包埋法是把已透明的标本放入熔化的石蜡中，用石蜡把透明剂从材料中置换出来。当标本浸蜡完毕，即将熔化的石蜡倒入金属包埋框内，将浸完蜡的组织块放于金属框内，冷却后即成坚硬的蜡块。

6. 切片及贴附 将蜡块置于切片机上切成 5 ～ 10μm 的组织薄片，将组织薄片置于热水中，待充分展开后贴附于载玻片上，经烘箱烘干后可进行染色。

7. 染色 烘干后的切片经脱蜡、水化（因一般染料为水溶液，故染色前需将切片水化，即由高浓度乙醇逐渐进入水内）后再染色。染色的目的是利用组织中各种成分与染料作用所呈现的不同颜色来分辨标本的细微结构。所染的颜色随染料、固定剂和组织细胞的结构和生理状态的不同而有所差异。染料因其化学性质不同，分为酸性染料、中性染料和碱性染料。普通染色的酸性染料为伊红，碱性染料为苏木精。

8. 封片 切片染色以后，为了便于观察和保存，将切片由低浓度乙醇至无水乙醇脱水，二甲苯透明处理后，用中性树胶封片，待中性树胶晾干后可用于观察和长期保存。

五、电子显微镜基本原理及超薄切片标本的制作

电子显微镜是研究细胞、组织和器官的超微结构（或亚微结构）的基本工具。目前常用的电镜包括透射电镜和扫描电镜。

（一）透射电镜

1. 透射电子显微镜（transmission electron microscope，TEM） 简称透射电镜，是一个筒管状装置，主要用于观察组织细胞内部的、平面的微细结构，图像类似黑白照片。透射电镜的结构和成像的原理与普通光学显微镜基本相同，但有以下几点主要区别：

（1）TEM 用电子束代替光镜用的可见光作光源。

（2）用一组电磁透镜代替光镜的一组玻璃透镜，用于聚焦和放大标本。

（3）为避免电子束与空气分子碰撞而引起散射，电镜中要求真空。

（4）肉眼不能直接看见标本的电子放大图像，必须将其透射到荧光屏上才能观察。

（5）TEM 用的标本是特殊玻璃刀在超薄切片机上切成的 50 ～ 80nm 的超薄切片，用重金属盐等进行电子染色，使组织中的某些结构与之结合，增加物像反差以提高清晰度。

（6）优良的 TEM，分辨率为 0.1 ～ 0.2nm，比普通光镜分辨率高 1000 倍以上。普通光镜能放大 1000 倍，而 TEM 能放大几十万倍。

2. TEM 标本的制作 TEM 所观察的超薄切片比石蜡切片薄得多，但两种切片制作原理基本相同。制作过程也经过取材、固定、脱水、包埋、切片和染色等步骤，现将其特殊之处简介如下：

（1）取材：TEM 标本取材要求速度快，一般在动物处死后 1 分钟内将组织块取下浸入固定液。组织块大小一般不超过 $1mm^3$。取材操作应仔细，避免任何牵、拉、挤、压等造成的损伤。

（2）固定：分预固定和后固定两步，均在 0 ～ 4℃进行。预固定常用 0.1mol/L 磷酸盐缓冲液配制的、pH 7.4 的 2% ～ 4% 戊二醛和多聚甲醛固定液。后固定常用磷酸盐缓冲液配制的、pH 7.4 的 1% 四氧化锇（OsO_4）固定液。

（3）脱水：常用各组浓度的乙醇或丙酮彻底脱水。

（4）浸泡：脱水后，用丙酮溶解的包埋剂（环氧树脂）浸泡组织，逐渐向组织中引入包埋剂。

（5）包埋：用环氧树脂包埋组织块，借聚合作用使其变得十分坚硬，便于切成超薄切片。

（6）切片：用特别锋利的玻璃刀或金刚钻刀，在超薄切片机上将组织切成 50 ～ 80nm 的超薄切片，裱在小铜网上。

（7）染色：用乙酸铀或枸橼酸铅进行电子染色。细胞和组织结构染色后对电子散射的程度（又称电子密度）不同而显示出不同的结构图像。电子密度大的结构，图像呈现为黑色或深灰色；而电子密度小的结构，图像呈现为亮色或浅灰色。

（8）观察：染色后的小铜网可放入 TEM 中观察、拍照，印成照片，供学习研究使用。

（二）扫描电镜

扫描电子显微镜（scanning electron microscope，SEM），简称扫描电镜，主要是观察细胞、组织和器官的表面形态的一种电镜，它的成像是由电子枪发射出电子束，经过透镜的汇聚，聚焦成一束电子束（又称电子探针），此电子探针打在完整的标本上，像一个扫描光点，在沿着整个样品表面移动进行扫描时，会产生代替整个表面形态的电子信号，用电子检波器接收、放大这些信号。SEM 照片图像真实、立体感强。将 SEM 照片和 TEM 照片结合起来，能使我们获得细胞、组织和器官完整的超微结构知识。

六、观察切片的注意事项

1. 标本形态与机体生活时所处的功能状态的关系　实验课时所观察到标本的形态结构，与机体生活时所处功能状态有密切关系。例如，腺细胞一般为立方形或矮柱状，在充满分泌物时，可为高柱状；当分泌物完全排出时，则可成扁平状。

2. 立体和平面、全面和局部的关系　在论述某一结构时，我们是以全面和立体的观点予以介绍。

七、观察切片

第一章 - 二维码 1：脊神经节细胞

（一）脊神经节（spinal ganglion），H-E 染色

1. 观察要点　神经细胞。

2. 肉眼观察　标本较小，呈不规则卵圆形，染为紫红色。

3. 低倍镜及高倍镜观察

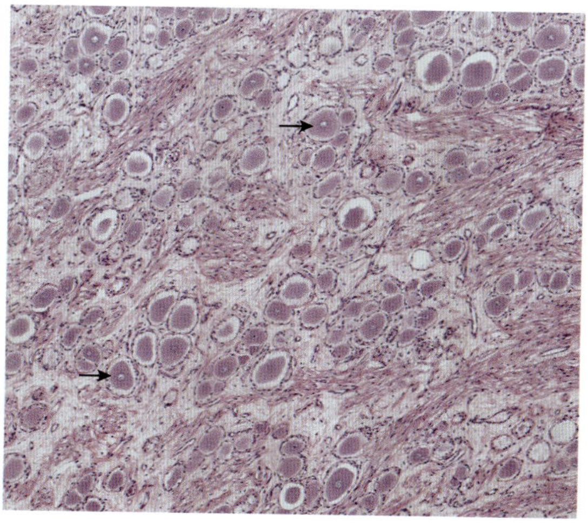

图 1-2　脊神经节（H-E 染色，低倍）
→ 神经细胞

（1）低倍镜观察：切片中一些体积大，呈圆形、卵圆形或不规则形的细胞即为神经细胞（图 1-2）。神经细胞的胞体被一层较小的扁平细胞包绕，后者称为卫星细胞。选择细胞核清晰可见的神经细胞进行高倍观察。

（2）高倍镜观察：神经细胞的细胞核较大而圆，居中，浅染，核仁明显，核膜清楚，异染色质少，细胞质丰富，呈紫红色，细胞质内可见许多细小的嗜碱性颗粒，称为尼氏体。包绕神经细胞

的卫星细胞核小，圆形，细胞质很少，呈淡粉红色且与周围组织分界不清，故细胞轮廓不清，注意切片中神经细胞与卫星细胞之间的狭窄空隙是在制片过程中造成的（图1-3）。

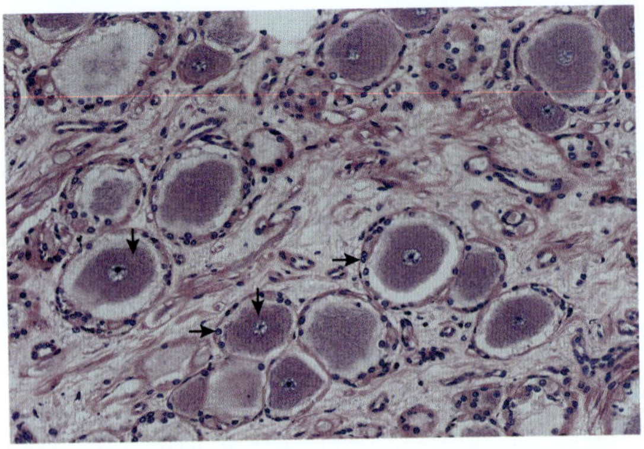

图 1-3 脊神经节（H-E 染色，高倍）
↓ 尼氏体；→ 卫星细胞

【思考题】

1. H-E 染色切片中，光镜下通常能见到细胞的哪些结构？各成分的染色有何不同？

2. 细胞核是细胞的调控中心，如何从细胞核的形态结构上判断该细胞的功能状态？

3. 常用的电子显微镜有哪些？各有何用途？

（刘　丽）

第二章　上皮组织（Epithelial Tissue）

【目的要求】

1. 掌握：各种被覆上皮的光镜结构特点；黏液性、浆液性腺细胞及三种腺泡的光镜结构特点。

2. 熟悉：细胞表面特化结构的特点。

【实验内容】

一、观察切片

（一）单层柱状上皮（simple columnar epithelium），小肠，H-E 染色

1. 观察要点　单层柱状上皮，杯状细胞，纹状缘。

2. 肉眼观察　标本一侧或腔内面染紫红色带状结构为黏膜，黏膜最内层即为上皮。

3. 低倍镜及高倍镜观察

（1）低倍镜观察：小肠腔面大量的手指状突起为小肠绒毛，绒毛表面覆盖有单层柱状上皮，细胞排列紧密整齐，主要由柱状细胞和杯状细胞组成。

（2）高倍镜观察：柱状细胞胞质染红色，胞核呈椭圆形，染蓝色，位于细胞基底部，细胞分界不清楚。柱状细胞游离面的深染红色线状结构为纹状缘。柱状细胞之间夹杂有着色较浅，呈空泡状的杯状细胞。上皮与深面组织交界处为基膜位置，光镜下不易分辨（图 2-1）。

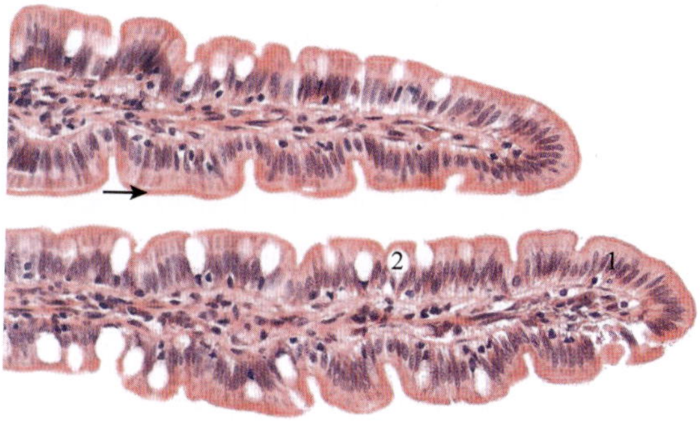

图 2-1　小肠单层柱状上皮（H-E 染色，高倍）
1 柱状细胞；2 杯状细胞；→ 纹状缘

（二）假复层纤毛柱状上皮（pseudostratified ciliated columnar epithelium）和内皮（endothelium），气管，H-E 染色

1. 观察要点　假复层纤毛柱状上皮，纤毛，杯状细胞，基膜，内皮。

2. 肉眼观察　标本中染紫蓝色的一侧为气管腔面的黏膜，黏膜下方染粉红色的为结缔组织。

第二章 - 二维码 2：
假复层纤毛柱状上皮

3. 低倍镜及高倍镜观察

（1）低倍镜观察：黏膜的表面覆盖有假复层纤毛柱状上皮。多数上皮细胞细胞质染红色，杯状细胞细胞质呈空泡状。由于细胞高矮不一，细胞核排列呈复层。上皮与深面组织之间的红色均质膜状结构为基膜。

（2）高倍镜观察：假复层纤毛柱状上皮由四种细胞组成：柱状细胞细胞核呈椭圆形，居浅层，细胞游离面可见纤毛；梭形细胞细胞核呈椭圆形，染色深，居中层；锥形细胞

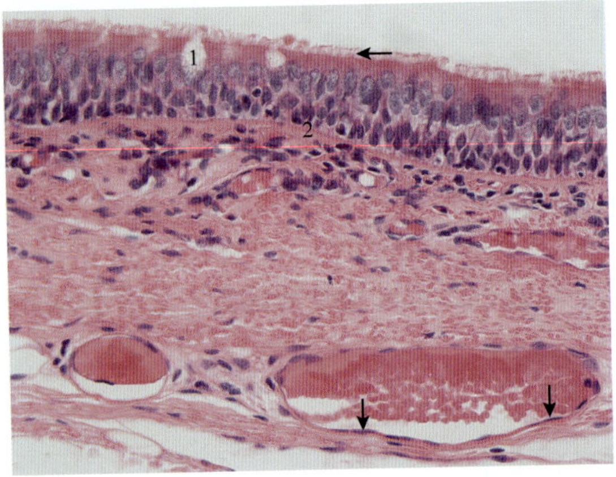

图 2-2 气管（H-E 染色，高倍）
1 杯状细胞；2 基膜；← 纤毛；↓ 内皮

细胞核小而圆，居深层；杯状细胞细胞核呈倒三角形或半月形，位于中层。基底面可见明显的基膜。假复层纤毛柱状上皮深面的组织染成粉红色网状结构，其内可见一些小血管断面，管腔内有染成红色的颗粒物。找寻一个管腔较大、管壁较薄的小血管观察，衬于小血管管腔面的细胞为一层扁平细胞，细胞核呈梭形，染紫蓝色，其长轴与基底面平行。细胞质较少，染红色，只有含核的部分略厚，细胞排列成一层，称为内皮（图 2-2）。

（三）复层扁平上皮（stratified squamous epithelium），食管，手指皮，H-E 染色

1. 食管，H-E 染色

（1）观察要点：未角化复层扁平上皮，基底层，表层细胞。

（2）肉眼观察：食管腔面不规则，染紫蓝色线状结构为复层扁平上皮。

（3）低倍镜观察：食管的上皮为未角化复层扁平上皮，细胞排列为多层。

（4）高倍镜观察：上皮浅层为数层扁平细胞，细胞质嗜酸性，染色较浅，细胞分界不清楚，核扁圆形，位于细胞中央。中层为多层多边形细胞，细胞之间形成许多棘样结构，由相邻细胞的突起及其间的桥粒构成。基底层细胞呈立方或矮柱状，核圆形，细胞质强嗜碱性，有时可见核分裂象。基膜不明显（图 2-3）。

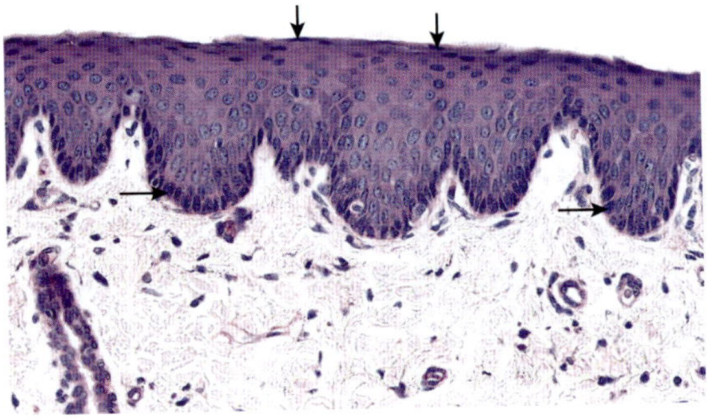

图 2-3 食管未角化复层扁平上皮（H-E，高倍）
→ 基底层细胞；↓ 扁平细胞

2. 手指皮，H-E 染色

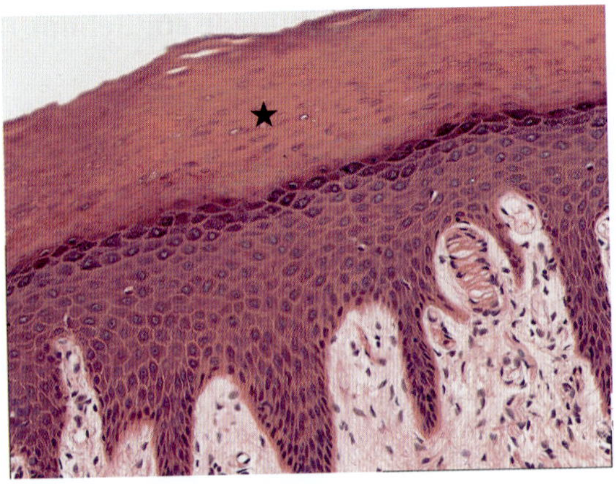

图 2-4 皮肤角化复层扁平上皮（H-E，高倍）
★ 角质层

（1）观察要点：角化复层扁平上皮，角质层。

（2）肉眼观察：标本染紫蓝色的区域为上皮组织所在处。

（3）低倍镜观察：染为紫蓝色的区域即角化复层扁平上皮，上皮深面为结缔组织，两者交界处不平整，互相交错。

（4）高倍镜观察：上皮细胞紧密排列成多层。深面基底层细胞为矮柱状细胞，中间为数层多边形细胞，浅层为扁平上皮细胞。表层的数层扁平细胞完全角化，细胞轮廓不清，无细胞核，细胞质内充满均质状物质，染成深红色（图 2-4）。

（四）变移上皮（transitional epithelium），膀胱，H-E 染色

1. 观察要点 变移上皮，盖细胞，壳层。

2. 肉眼观察 标本中染紫红色的一侧为膀胱腔面的黏膜。

3. 低倍镜及高倍镜观察

（1）低倍镜观察：黏膜表面覆盖有变移上皮，上皮细胞排列为复层，细胞分界较清楚，细胞质染色浅。

（2）高倍镜观察：表层细胞体积大，呈立方形或倒置梨形，有的可见双核，称为盖细胞。盖细胞细胞质呈嗜酸性，其顶部细胞质浓缩深染称壳层，具有防止尿液浸润的作用。中间层细胞呈多边形，基底层细胞呈立方形或矮柱状。基膜不明显（图 2-5）。

（五）腺上皮（glandular epithelium），气管，H-E 染色

1. 观察要点 黏液性、浆液性、混合性腺泡，浆半月。

2. 肉眼观察 腔面染紫蓝色的为黏膜层。

3. 低倍镜及高倍镜观察 在上皮下方染粉红色的为结缔组织，其内可见许多管泡状结构，即气管腺。气管腺属混合性腺，腺泡可分为三种类型：黏液性腺泡的腺细胞呈锥体形，核扁圆，着色深，位于细胞基底面；核周少量细胞质呈嗜碱性，其余细胞质几乎不着色，呈空泡或泡沫状。浆液性腺泡的腺细胞呈锥体形或立方形，核圆形，居细胞中下部；基底部细胞质呈强嗜碱性，顶部细胞质含较多嗜酸性分泌颗粒，着色较深。混合性腺泡主要由黏液性腺细胞组成，数个浆液性腺细胞聚集在腺泡一侧，形成浆半月（图 2-6）。

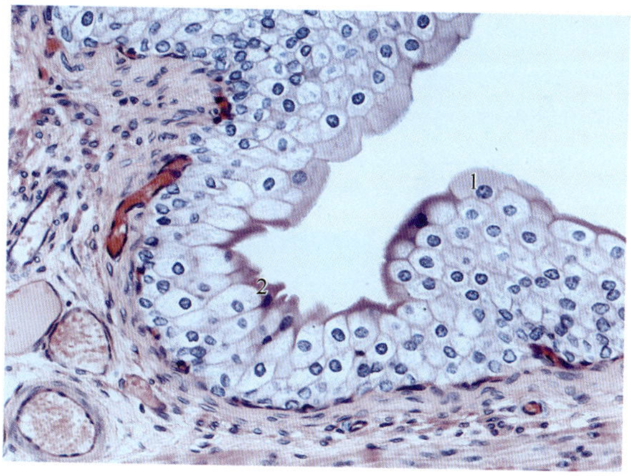

图 2-5 膀胱变移上皮（H-E，高倍）
1 盖细胞；2 壳层

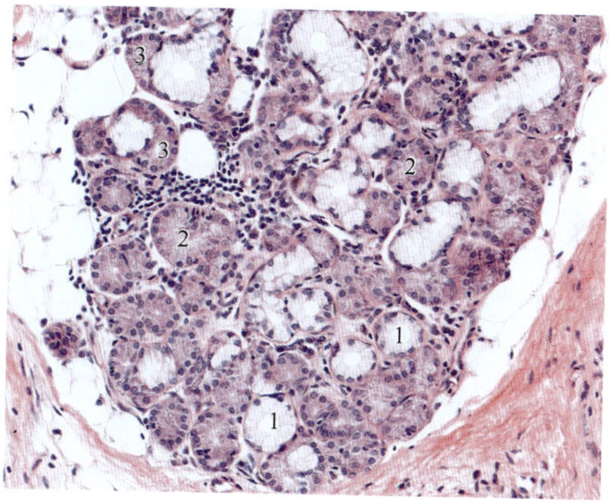

图 2-6 气管腺上皮（H-E，高倍）
1 黏液性腺泡；2 浆液性腺泡；3 浆半月

二、示教切片

（一）单层扁平上皮（simple squamous epithelium）和单层立方上皮（simple cuboidal epithelium），肾脏，H-E 染色

1. 肉眼观察 标本较圆凸的一侧为肾脏表浅部分。

2. 低倍镜观察 在肾脏表浅部分，找到紫红色呈团状结构，其周围有许多不同切面的管状结构。

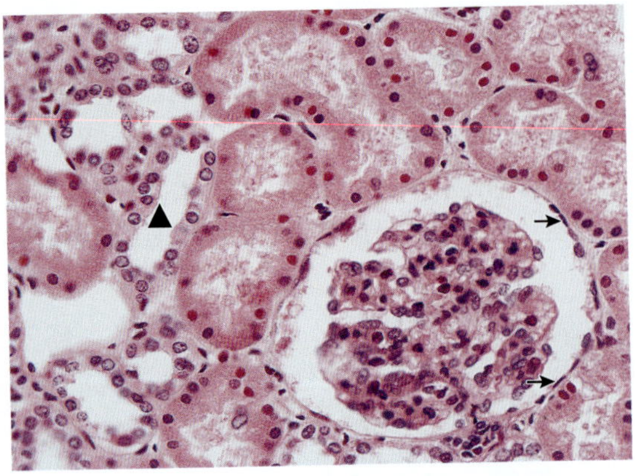

图 2-7 肾皮质（H-E 染色，高倍）
→ 单层扁平上皮细胞；▲ 单层立方上皮细胞

3. 高倍镜观察 小团状结构（肾小体）的周围有一腔隙，腔隙的内表面为单层扁平上皮，此层细胞呈扁平状，排列为一层。侧面观，细胞为梭形，核呈卵圆形，位于细胞中部，染紫蓝色，其长轴与基底面平行；细胞质较少，染红色。观察管状结构（肾小管），管壁为单层立方上皮，细胞呈锥形、立方形或矮柱状，细胞核为圆形，位于细胞中央或靠近基底部，细胞质染红色（图 2-7）。

【思考题】

1. 上皮组织有哪些共同结构特征？
2. 被覆上皮的分类命名原则是什么？
3. 上皮细胞表面有哪些特化结构？其光镜、电镜结构特点及功能如何？

（彭 柯）

第三章　结缔组织（Connective Tissue）

【目的要求】

1. 掌握：疏松结缔组织（切片与铺片）的光镜结构特点。
2. 熟悉：致密结缔组织和脂肪组织光镜结构特点。
3. 了解：网状组织的光镜结构特点。

【实验内容】

一、观察切片

（一）疏松结缔组织（loose connective tissue）切片，小肠，H-E 染色

1. 观察要点　疏松结缔组织，胶原纤维。
2. 肉眼观察　管壁分为三层，内外两层染色较深，中层染色浅，由疏松结缔组织构成。
3. 低倍镜及高倍镜观察

（1）低倍镜观察：疏松结缔组织中纤维排列疏松，染粉红色，被切成各种断面。基质多未着色，细胞数量少，仅见染成蓝色的细胞核。

（2）高倍镜观察：

1）纤维

胶原纤维：粗细不均，染粉红色，呈带状、块状或点状断面。

弹性纤维：呈细丝状或点状结构，具有折光性。调节细准焦螺旋，可见组织中有亮红色点状或细丝状结构，即为弹性纤维，但不易与胶原纤维区别。

2）细胞：镜下所见紫蓝色椭圆形细胞核，主要为成纤维细胞核，由于细胞质着色与胶原纤维相近，故其细胞轮廓不清。其他细胞较少，不易识别（图 3-1）。

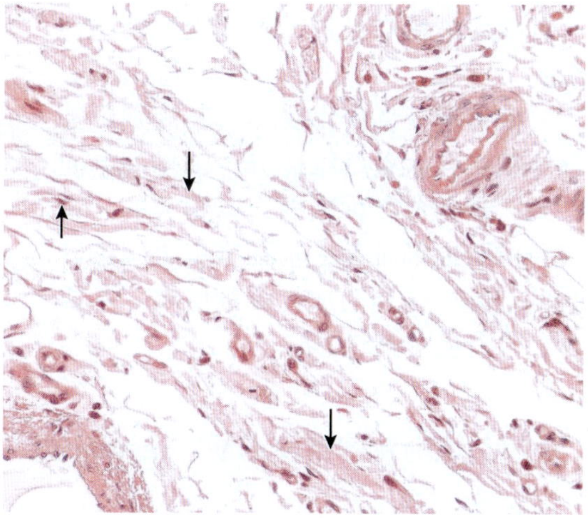

图 3-1　疏松结缔组织（H-E 染色，高倍）
↓ 胶原纤维；↑ 成纤维细胞

（二）疏松结缔组织铺片，腹腔注射染料（锥虫蓝），皮下，特殊染色

1. 观察要点　胶原纤维，弹性纤维，巨噬细胞，成纤维细胞。
2. 肉眼观察　皮下疏松结缔组织铺片，厚薄不均。
3. 低倍镜及高倍镜观察

（1）低倍镜观察：选择较薄的、细胞和纤维较分散的部位进行观察。纤维粗细不等，染粉红色带状的是胶原纤维，染紫蓝色细丝状的是弹性纤维。

（2）高倍镜观察：

1）纤维

第三章 - 二维码 3：疏松结缔组织铺片

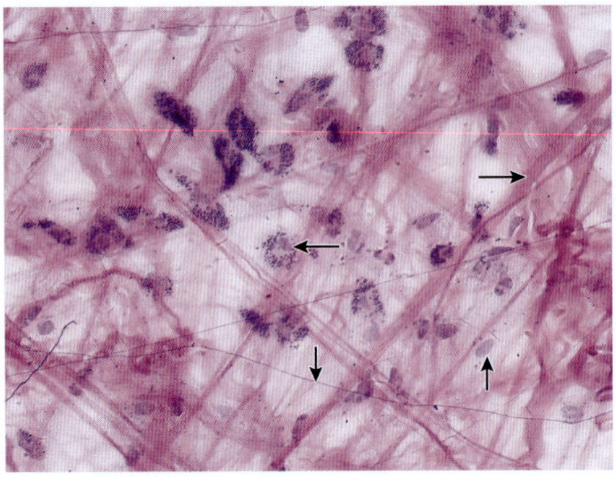

图 3-2 疏松结缔组织铺片（锥虫蓝注射，高倍）
→ 胶原纤维；↓ 弹性纤维；← 巨噬细胞；↑ 成纤维细胞

胶原纤维：粗大，呈粉红色直行或波浪状的带状结构，可见分支。

弹性纤维：较细，呈紫蓝色直行、弯曲或螺旋状的细丝，分支少。

2）细胞

成纤维细胞：胞体大，多突起，细胞界线不清楚；核较大，卵圆形，染色浅；细胞质较丰富，呈弱嗜碱性，含有少量锥虫蓝颗粒。

巨噬细胞：呈圆形、椭圆形或不规则形。细胞质丰富，含许多吞噬的锥虫蓝染料颗粒。细胞核小，着色较深，呈圆形或卵圆形（图 3-2）。

（三）不规则致密结缔组织（irregular dense connective tissue），手指皮，H-E 染色

1. 观察要点 不规则致密结缔组织，胶原纤维。

2. 肉眼观察 标本中染紫蓝色的为上皮，其深面染粉红色的为不规则致密结缔组织。

3. 低倍镜及高倍镜观察 不规则致密结缔组织中含大量纤维成分，因排列方向不一致，被切成各种断面，以粗大的、染粉红色的胶原纤维为主。纤维束之间染紫蓝色的细胞核主要为成纤维细胞核。基质较少，未着色（图 3-3）。

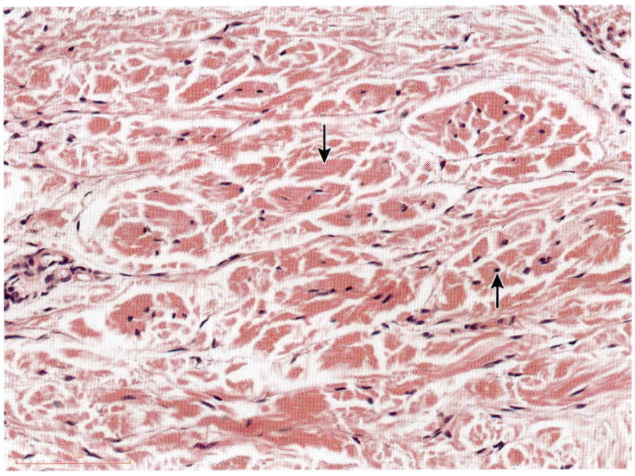

图 3-3 不规则致密结缔组织（H-E 染色，高倍）
↓ 胶原纤维；↑ 成纤维细胞

（四）规则致密结缔组织（regular dense connective tissue），肌腱，H-E 染色

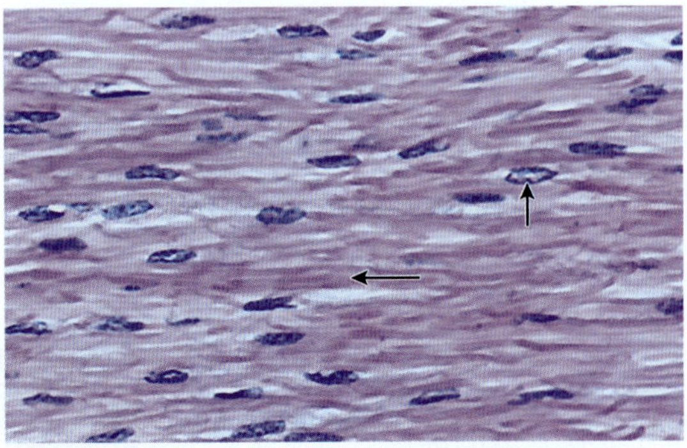

图 3-4 规则致密结缔组织（H-E 染色，高倍）
↑ 腱细胞；← 胶原纤维

1. 观察要点 规则致密结缔组织，胶原纤维，腱细胞。

2. 肉眼观察 纵切面上，肌腱为红色条状；横切面上，肌腱为红色块状。

3. 低倍镜和高倍镜观察 纵切面上，胶原纤维束平行排列，染红色。细胞单行排列于胶原纤维束之间，呈长梭形，细胞质少，细胞核呈杆状或椭圆形，又称腱细胞。横切面上，胶原纤维束呈大小不等的红色块状，腱细胞呈星形，有的可见细胞核（图 3-4）。

（五）脂肪组织（adipose tissue），手指皮，H-E 染色

1. 观察要点 脂肪细胞。

2. 肉眼观察 标本中呈蜂窝状、染色浅的一侧是皮下脂肪组织。

3. 低倍镜及高倍镜观察 脂肪组织由大量脂肪细胞构成，并被疏松结缔组织分隔为许多脂肪小叶。脂肪细胞呈球形或多边形。制片过程中，脂滴被溶解，细胞常呈空泡状。少量细胞质位于细胞周边，染红色。细胞核呈扁圆形，位于细胞边缘。脂肪细胞之间有时可见少量疏松结缔组织（图 3-5）。

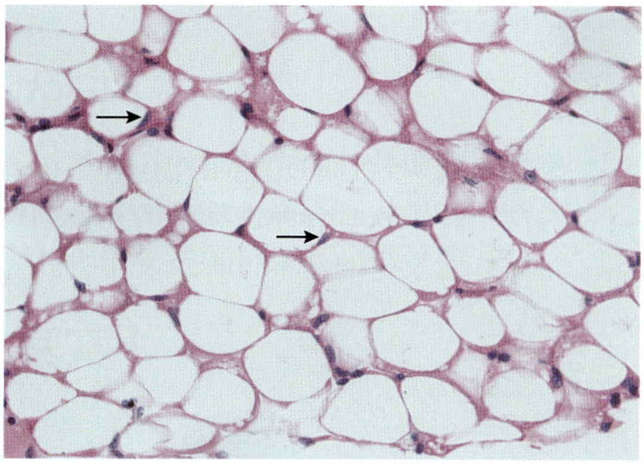

图 3-5 脂肪组织（H-E，染色，高倍）
→ 脂肪细胞核

二、示教切片

网状组织（reticular tissue），淋巴结，镀银染色

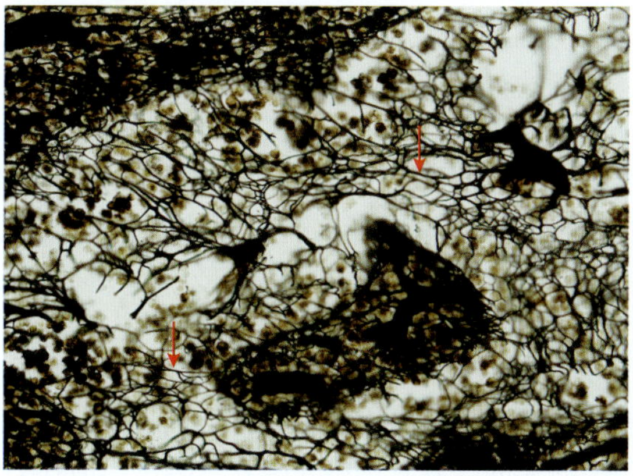

图 3-6 脂肪组织（硝酸银染色，高倍）
↓ 网状纤维

1. 观察要点 网状纤维。

2. 肉眼观察 淋巴结为棕黑色椭圆形，在着色较浅的部位观察网状组织。

3. 低倍镜及高倍镜观察 找到结构较疏松且染色浅的部位，可见网状纤维呈黑色，较细，有分支，交织成网。网状细胞依附于网状纤维，呈星形多突起状；细胞核较大，呈圆形或卵圆形，核仁明显；细胞质着色浅（图 3-6）。

【思考题】

1. 名词解释：组织液、基质。
2. 简述结缔组织三种纤维的形态结构特点。
3. 列表比较成纤维细胞、巨噬细胞及浆细胞在光镜、电镜下的结构与功能。

（梅欣明）

第四章　软骨和骨（Cartilage and Bone）

【目的要求】

1. 掌握：透明软骨的光镜结构；骨组织及长骨的光镜结构。
2. 熟悉：纤维软骨和弹性软骨的光镜结构特点。
3. 了解：骨发生的基本过程及发生方式。

【实验内容】

一、观察切片

（一）透明软骨（hyaline cartilage），气管，H-E 染色

1. 观察要点　软骨细胞，软骨基质，同源细胞群，软骨陷窝和软骨囊。
2. 肉眼观察　标本中部染浅蓝色的带状结构即为透明软骨。
3. 低倍镜及高倍镜观察

（1）低倍镜观察：透明软骨由中央染浅蓝色的透明软骨组织和周围染红色的致密结缔组织的软骨膜两部分组成。透明软骨边缘的基质染粉红色，越向中央嗜碱性越强。周边的软骨细胞体积较小，细胞较幼稚，呈扁圆形，单个分布。深部软骨细胞逐渐变大，呈圆形或椭圆形，具有明显的软骨陷窝，陷窝周围的蓝色环状软骨基质即为软骨囊，软骨细胞在囊内分裂，多个细胞排列在一起，称为同源细胞群。

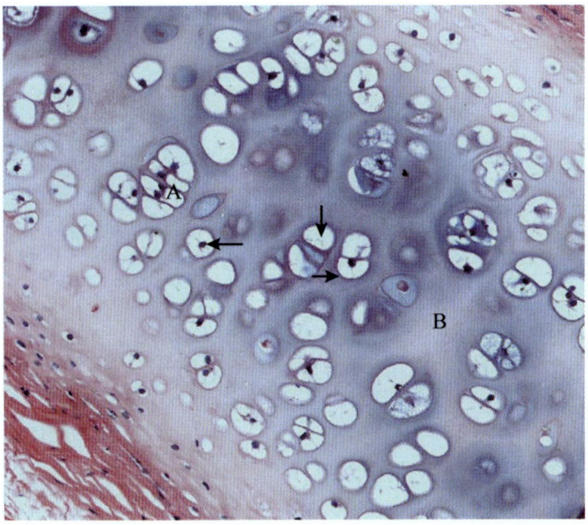

图 4-1　透明软骨（H-E 染色，高倍）
A 同源细胞群；B 软骨基质；→ 软骨囊；← 软骨细胞；↓ 软骨陷窝

（2）高倍镜观察：软骨细胞细胞质呈弱嗜碱性，核较小，位于细胞中央。生活状态时，软骨细胞充满软骨陷窝，但在 H-E 染色切片中，细胞质收缩，细胞变得不规则，软骨囊与细胞间出现腔隙。细胞外基质中含胶原原纤维，但由于极细且折光率与基质相近，在光镜下不易分辨（图 4-1）。

（二）纤维软骨（fibrous cartilage），椎间盘，H-E 染色

1. 观察要点　胶原纤维束。
2. 肉眼观察　切片染红色条状。
3. 低倍镜及高倍镜观察　纤维软骨中有大量染红色的平行或交错排列的胶原纤维束，软骨细胞小而少，成行排列于胶原纤维束之间，软骨基质不明显（图 4-2）。

（三）弹性软骨（elastic cartilage），耳郭，铁苏木精染色

1. 观察要点　弹性纤维。

2. 肉眼观察　标本中部染深紫色的弯曲带状结构即为弹性软骨。

3. 低倍镜及高倍镜观察　弹性软骨中染为紫黑色的弹性纤维互相交织成网，软骨细胞体积较大，位于软骨陷窝中（图 4-3）。

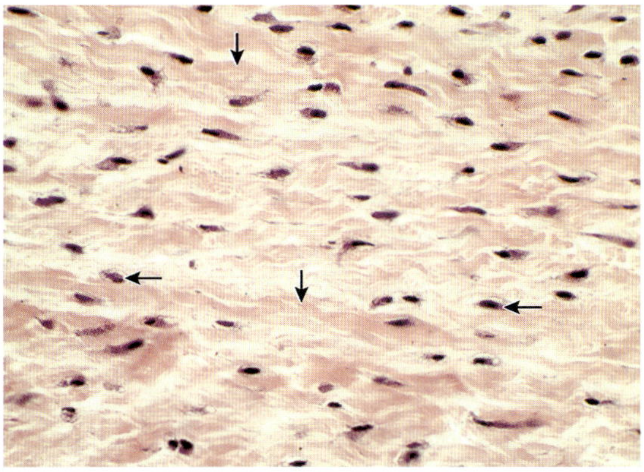

图 4-2　纤维软骨（H-E 染色，高倍）
← 软骨细胞；↓ 胶原纤维束

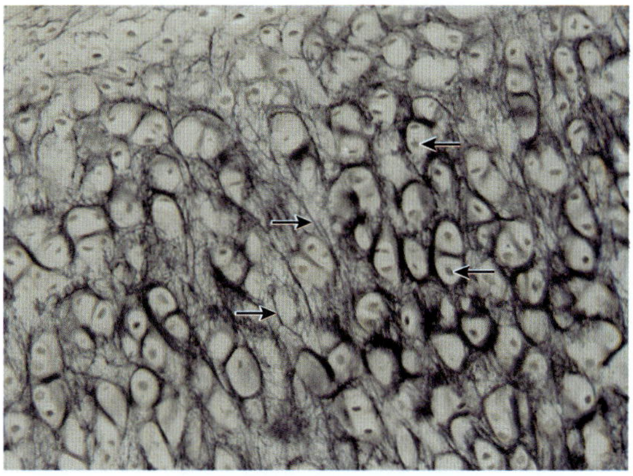

图 4-3　弹性软骨（铁苏木精染色，高倍）
→ 弹性纤维；← 软骨细胞

（四）骨组织（osseous tissue），硝酸银染色（长骨横磨片）或硫堇 - 苦味酸染色（骨横切片）

1. 观察要点　骨单位，中央管，哈弗氏骨板，骨陷窝和骨小管。

2. 肉眼观察　标本不规则，凸的一面为外面，相对应的凹面为骨髓腔面，标本染棕褐色。

第四章 - 二维码 4：骨磨片

3. 低倍镜及高倍镜观察　在较暗的光线下从外向内观察，最外层为数层平行排列的外环骨板；骨髓腔表面的骨板与外环骨板排列一致，称内环骨板，但层数较少且不平整。介于内、外环骨板之间呈同心圆排列的结构为骨单位。内、外环骨板不易保留，可根据骨板弧度区分。骨单位之间的不规则骨板为间骨板。此外，有时可见在内、外环骨板间或将两中央管相连的管道，呈纵切或斜切，其管壁没有呈同心圆排列的骨板围绕，称为穿通管。

骨单位：由中央的中央管和周围同心圆排列的哈弗氏骨板组成。骨板内或骨板间可见许多菱形裂隙，即骨陷窝，为容纳骨细胞胞体的位置。由骨陷窝向各个方向伸出一些细长的分支小管即骨小管，容纳骨细胞的突起。在环骨板、骨单位和间骨板之间可见折光性较强的分界线，即黏合线（图 4-4）。

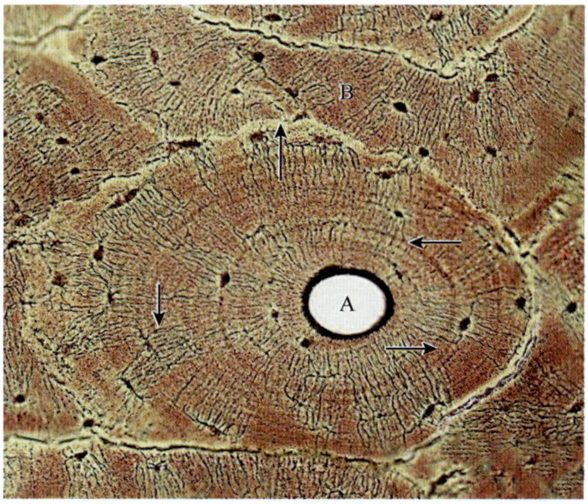

图 4-4　骨（硝酸银染色，高倍）
A 中央管；B 间骨板；→ 骨陷窝；← 哈弗氏骨板；↑ 黏合线；↓ 骨小管

二、示教切片

（一）膜内成骨（顶骨发生）（intramembranous ossification），H-E 染色

1. 观察要点　骨小梁，骨细胞，成骨细胞和破骨细胞。

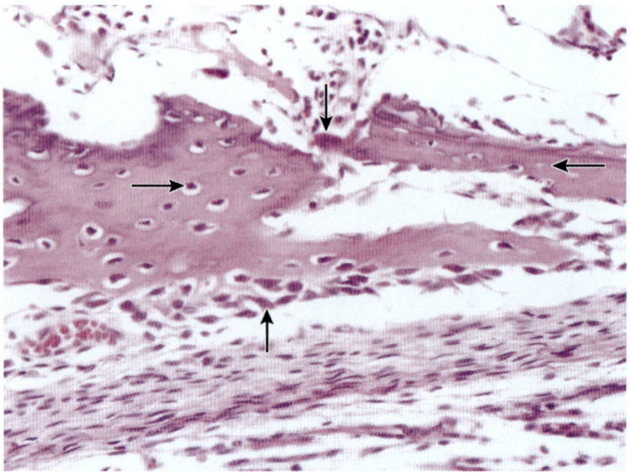

图 4-5　膜内成骨（H-E 染色，高倍）
→ 骨细胞；↓ 破骨细胞；↑ 成骨细胞，
← 骨小梁

2. 肉眼观察　标本呈红色条状。

3. 低倍镜及高倍镜观察

（1）低倍镜观察：标本中部可见大小不等、着色较红的不规则结构，为新生骨组织，称为骨小梁。骨组织周围着色较浅的窄带为类骨质，类骨质外面的致密结缔组织为骨膜。

（2）高倍镜观察：成骨细胞单行排列于骨组织表面，细胞呈短柱状或椭圆形，细胞质强嗜碱性，核呈卵圆形。骨细胞位于骨组织内，由成骨细胞转变而来。破骨细胞位于骨组织边缘，细胞较大且不规则，含多个细胞核，细胞质强嗜酸性（图 4-5）。

（二）软骨内成骨（长骨发生）（endochondral ossification），H-E 染色

1. 观察要点　骨骺，骨膜，骨领，骨髓，软骨储备区，软骨增生区，软骨钙化区，成骨区。

2. 肉眼观察　标本中膨大的一端为长骨骨骺部，狭长的部分为长骨骨干部。

3. 低倍镜及高倍镜观察　骨骺由透明软骨组成，骨干由骨松质、骨髓及骨膜组成。骨干部分周边红色条状的骨组织为骨领，其外侧的结缔组织为骨膜。骨领在骨骺处消失，骨膜移行处为软骨膜。骨领内侧为骨髓腔。这种成骨方式比膜内成骨更为复杂，称为软骨内成骨，可使长骨增粗、增长。

骺板软骨与骨干之间的形态变化，反映了软骨细胞增生、退化、吸收和骨组织形成的连续过程。从骨骺端到骨干的骨髓腔，骺板依次分为四个区（图 4-6）。

（1）软骨储备区：软骨细胞幼稚，体积小，散在均匀分布，软骨基质染浅蓝色。

（2）软骨增生区：软骨细胞较大，并增生排列成行，即同源细胞群。软骨细胞扁平，其长轴与长骨长轴垂直。

（3）软骨钙化区：软骨细胞体积进一步增大，呈空泡状，核固缩，细胞退化消失。形成与骨干平行的管状隧道。钙化的软骨基质被染为深蓝色或紫色。

（4）成骨区：嗜碱性的细胞间质逐渐被嗜酸性的区域所取代，形成骨组织，在残留的钙化软骨基质表面，可见薄层不规则的新生骨组织，即骨小梁。表面可见排列成一层的成骨细胞及体大、多核的破骨细胞。骨小梁之间的腔隙为骨髓腔，内含骨髓。

高倍镜观察成骨细胞位于骨组织和钙化的软骨基质表面，成行排列，立方状或扁平状，细胞质嗜碱性强，细胞与红色骨组织之间可见薄层浅染的类骨质。骨细胞位于骨板内或骨板间，仅见其胞体位于骨陷窝内，骨小管及骨细胞突起看不见。破骨细胞体大、多核，位于骨组织表面，形态不规则，细胞质嗜酸性较强。

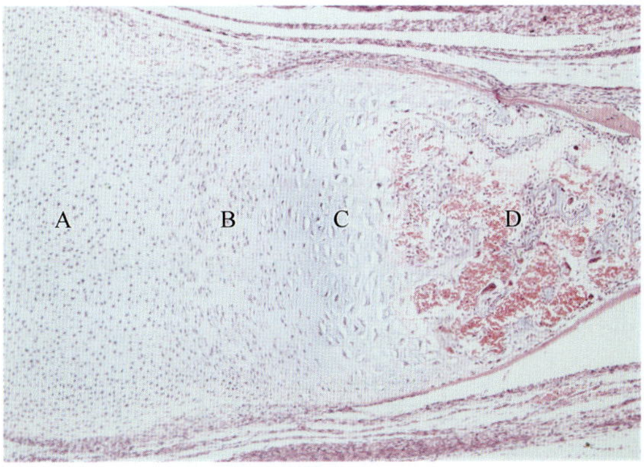

图 4-6　软骨内成骨（H-E 染色，低倍）
A 软骨储备区；B 软骨增生区；C 软骨钙化区；D 成骨区

【思考题】

1. 名词解释：软骨陷窝、同源细胞群、骨单位、类骨质。
2. 比较三种软骨组织的光镜结构特点。
3. 简述长骨的组织结构。
4. 长骨的发生方式及过程如何？长骨如何增长、增粗？

（曹译心）

第五章　血液（Blood）

【目的要求】

1. 掌握：油镜的使用方法；红细胞和五种白细胞的光镜结构。

2. 熟悉：血小板光镜结构。

【实验内容】

一、油镜的使用

1. 直立显微镜，使载物台处于水平位置。

2. 辨别血涂片正反面。在低倍镜下选一红细胞均匀分散且白细胞较多的部位用于油镜观察，并在观察部位加一滴香柏油。

3. 降低载物台，换用油镜镜头，用肉眼从侧面观察，升高载物台直至油镜镜头刚好浸泡于香柏油中，再从目镜中观察，同时调节细准焦螺旋，直至物像清晰。

4. 观察完毕，降低载物台，取下标本。

5. 清洁油镜镜头。先用一张拭镜纸拖去镜头上的油，再用一张滴有二甲苯的拭镜纸拖净镜头上的油，注意拭镜纸只能拖，不能来回擦，最后用一张干净的拭镜纸拭净残余的二甲苯。

6. 清洁玻片标本。清洁方法与清洁油镜镜头的方法相同。

二、观察切片

血涂片（blood smear），Wright 染色

1. 观察要点　红细胞，中性粒细胞，嗜酸性粒细胞，嗜碱性粒细胞，淋巴细胞，单核细胞，血小板。

2. 肉眼观察　血涂片呈红色均匀的薄膜状。注意区分标本的正反面，有血膜面反光较差，观察时一定要观察正面。

3. 低倍镜及高倍镜观察

（1）低倍镜观察：大量无核的红色小球为红细胞，其间夹有少数染蓝色细胞核的白细胞，故低倍镜下根据细胞有无细胞核可区分出红细胞和白细胞。

（2）高倍镜观察：红细胞呈红色、无细胞核，白细胞有细胞核。根据细胞质中有无特殊颗粒、细胞核形态可区分出各种白细胞。

4. 高倍镜及油镜观察（图 5-1）

（1）红细胞（erythrocyte）：数量多，圆盘形，无核，色红，细胞中央染色浅，周围染色深。

（2）中性粒细胞（neutrophil）：球形，细胞核呈紫蓝色，多分为 2 ～ 5 叶，叶间有染色质丝相连，称为分叶核；有的核呈杆状或腊肠状，称杆状核。细胞质内有大量大小均匀、分布均匀的细小的紫红色中性颗粒。

（3）嗜酸性粒细胞（eosinophil）：球形，细胞核紫蓝色，核多分为两叶。细胞质内充满分布均匀的粗大的橘红色嗜酸性颗粒。

（4）嗜碱性粒细胞（basophil）：数量少，球形。细胞核常呈“S”形或不规则形，染色浅。细胞质中含有大小不等、分布不均的紫蓝色嗜碱性颗粒，常掩盖细胞核。

（5）淋巴细胞（lymphocyte）：球形或卵圆形，分大、中、小淋巴细胞。小淋巴细胞：数量多，体积较小、与红细胞相近。细胞核呈球形、较大、一侧常有凹痕，染色质呈致密块状、染色深。细胞质少，呈天蓝色窄带环绕细胞核，细胞质内有时可见少量紫色细小的嗜天青颗粒。大、中淋巴细胞：数量少，体积较大。细胞核呈圆形或卵圆形，染色质疏松，染色较浅。细胞质丰富，染天蓝色，细胞质内含少量大的嗜天青颗粒。

（6）单核细胞（monocyte）：球形或卵圆形，体积较大。细胞核呈卵圆形、肾形、马蹄形或不规则形，染色质呈丝网状，着色浅。细胞质丰富，染灰蓝色，细胞质内含少量染紫色细小的嗜天青颗粒。

（7）血小板（blood platelet）：体积小，常成群分布，单个呈星形或多角形，浅蓝色或粉红色的细胞质中有少量细小染紫色的血小板颗粒。

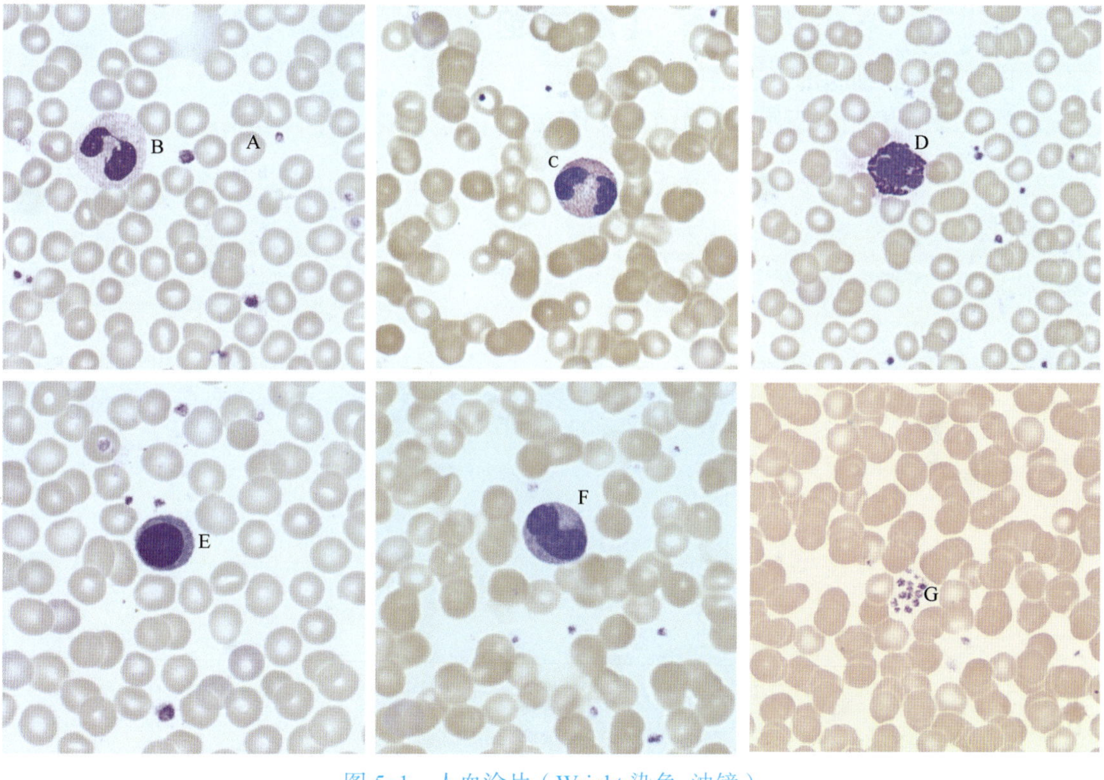

图 5-1 人血涂片（Wright 染色，油镜）

A 红细胞；B 中性粒细胞；C 嗜酸性粒细胞；D 嗜碱性粒细胞；E 淋巴细胞；F 单核细胞；G 血小板

三、示教切片

血涂片，网织红细胞（reticulocyte），煌焦油蓝染色

高倍镜及油镜观察：胞体与成熟红细胞相似或稍大，细胞质中有蓝色丝网状结构，

是其中残留的核糖体被着色所致（图 5-2）。

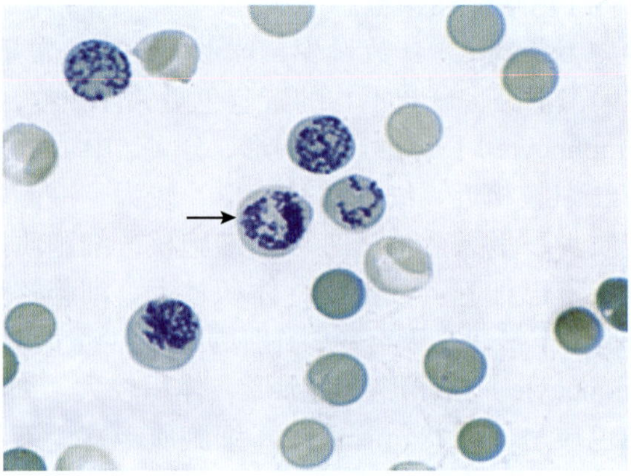

图 5-2 人血涂片（煌焦油蓝染色，油镜）
→ 网织红细胞

【思考题】

1. 试述成熟红细胞的形态结构特点及其功能。
2. 列表比较五种白细胞的光镜结构及其功能。

（蒋丽蓉）

第六章　肌组织（Muscle Tissue）

【目的要求】

1. 掌握：骨骼肌、心肌和平滑肌纵、横切面的光镜特点。
2. 熟悉：平滑肌的电镜结构特点。
3. 了解：骨骼肌纤维的收缩机制。

【实验内容】

观察切片

（一）骨骼肌（skeletal muscle），舌，H-E 染色

第六章 - 二维码 5：骨骼肌

1. 观察要点　纵切面：细胞核，横纹；横切面：细胞核，肌原纤维。

2. 肉眼观察　切片中肌组织位于复层扁平上皮与结缔组织组成的黏膜深面，为大片染红色的部分。

3. 低倍镜及高倍镜观察

（1）低倍镜观察：骨骼肌细胞染为红色，其间的疏松结缔组织内有丰富的血管和神经分布。因肌细胞排列方向不同，被切成各种不同断面。纵切的骨骼肌细胞呈红色带状，有些可见明暗相间的横纹。横切的骨骼肌纤维呈红色块状断面。

（2）高倍镜观察：纵切面上的骨骼肌细胞呈长带状，肌纤维常平行排列，多核，椭圆形，染紫蓝色，位于肌纤维边缘，可见明暗相间的周期性横纹（图 6-1）。横切面上骨骼肌细胞核呈圆形，染紫蓝色，位于细胞周边，细胞质中的红色细点状结构即为肌原纤维（图 6-2）。

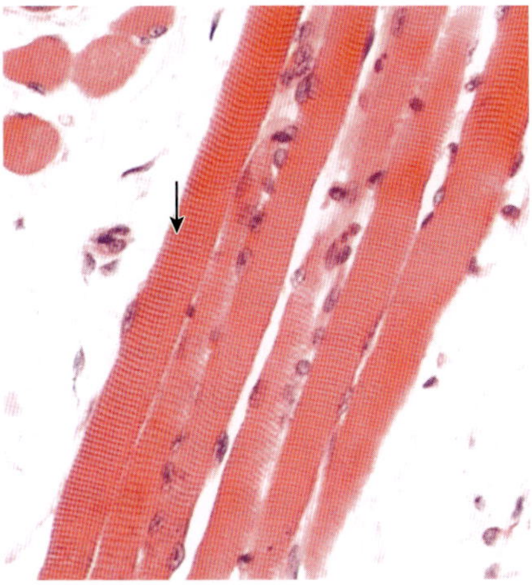

图 6-1　骨骼肌纵切面（H-E 染色，高倍）
↓ 横纹

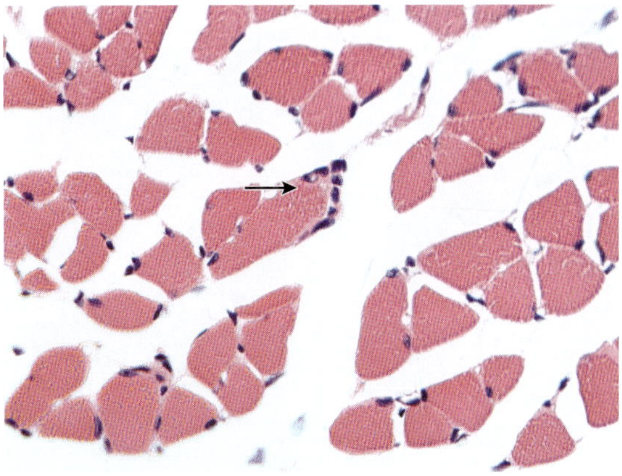

图 6-2　骨骼肌横切面（H-E 染色，高倍）
→ 肌原纤维

（二）心肌（cardiac muscle），心脏，H-E 染色

1. 观察要点　纵切面：细胞核，闰盘，横纹；横切面：细胞核，肌丝束。

2. 肉眼观察 心肌标本染为红色。

3. 低倍镜及高倍镜观察

（1）低倍镜观察：心肌细胞染为红色，相邻心肌细胞之间有疏松结缔组织和丰富的毛细血管。纵切的心肌细胞呈红色带状，核 1 ～ 2 个，椭圆形，染为紫蓝色，着色浅淡，位于细胞中央。横切面上心肌细胞为大小不等的红色块状，核圆，位于细胞中央。

（2）高倍镜观察：纵切面上的心肌细胞呈红色带状，细胞有分支且相互吻合，相邻心肌细胞连接处，有与心肌细胞长轴垂直的紫红色线状或阶梯状结构，即闰盘（图 6-3），为心肌细胞间的连接，也是心肌纤维特有的结构。心肌细胞上可见明暗相间的周期性横纹，但不如骨骼肌细胞明显。横切的心肌细胞细胞质可见粗细不等的红色细小颗粒，有时呈放射状排列于细胞质内，为肌丝束的横断面；细胞核居中央（图 6-4）。

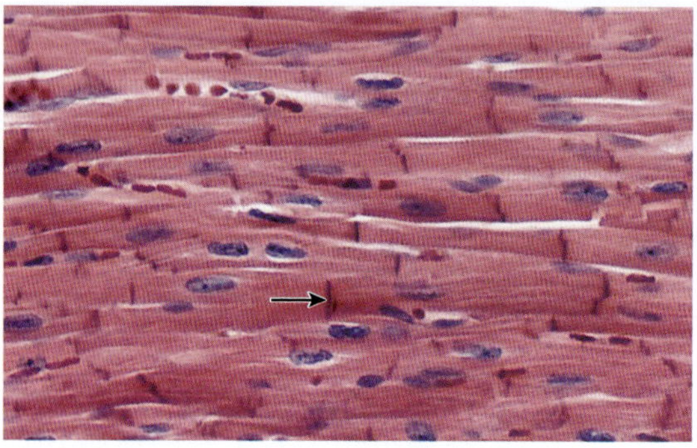

图 6-3 心肌纵切面（H-E 染色，高倍）
→ 闰盘

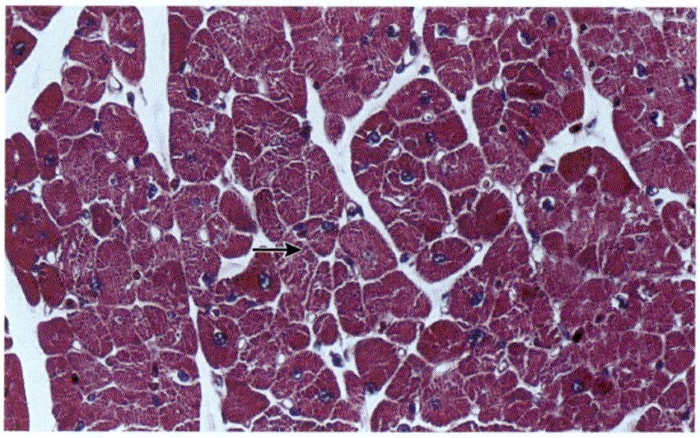

图 6-4 心肌横切面（H-E 染色，高倍）
→ 肌丝束

（三）平滑肌（smooth muscle），小肠，H-E 染色

1. 观察要点 纵切面：细胞形态，细胞核；横切面：细胞核。

2. 肉眼观察 切片中染深红色的为平滑肌。

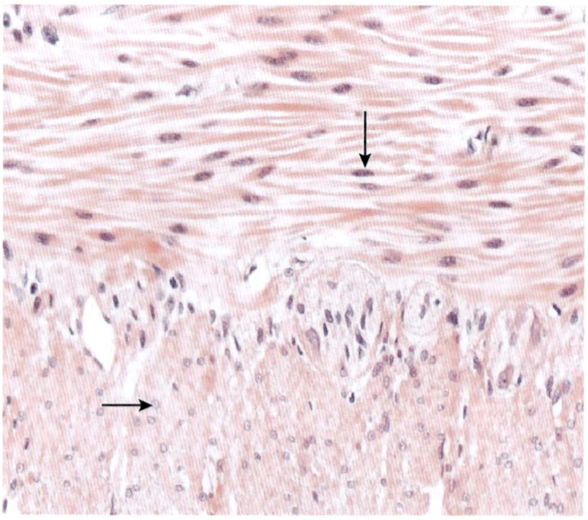

图 6-5 平滑肌（H-E，高倍）
↓ 纵切面；→ 横切面

3. 低倍镜及高倍镜观察

（1）低倍镜观察：可见小肠平滑肌分为两层，内层为平滑肌的纵切面，平滑肌细胞呈长梭形；外层为平滑肌的横切面，平滑肌细胞被切成大小不等的红色块状断面。两层之间可见少量的结缔组织。

（2）高倍镜观察：纵切面的平滑肌细胞呈梭形，常成束或成层排列，彼此借少量结缔组织相连。细胞核单个，呈长椭圆形或杆状，位于细胞中央，染浅蓝色；细胞质染红色，丰富。平滑肌细胞无周期性横纹（图 6-5）。横切的平滑肌细胞呈大小不等的断面，大的断面可见居中的细胞核（图 6-5）。

（四）闰盘（intercalated disk），心脏，磷钨酸 - 苏木精染色

低倍镜及高倍镜观察：在心肌细胞的纵切面上，相邻心肌细胞的连接处，可见染为

深蓝色的线条状或阶梯状的结构，且与心肌细胞长轴相垂直，即闰盘（图 6-6）。

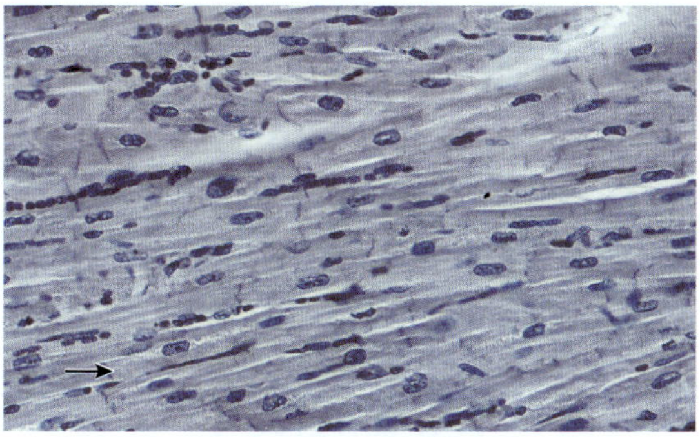

图 6-6　心肌（磷钨酸 - 苏木精染色，高倍）
→ 闰盘

【思考题】

1. 列表比较骨骼肌细胞与心肌细胞的光镜和电镜结构。
2. 简述骨骼肌细胞的收缩过程。

（王特为）

第七章　神经组织（Nerve Tissue）

【目的要求】

1. 掌握：神经元、化学性突触和有髓神经纤维的光镜、电镜结构。
2. 熟悉：神经末梢的光镜结构特点。
3. 了解：神经胶质细胞种类及其功能。

【实验内容】

一、观察切片

（一）多极神经元（multipolar neuron），脊髓横切面，H-E 染色

1. 观察要点　多极神经元，胞体，突起，尼氏体（Nissl bodies）。

2. 肉眼观察　标本呈椭圆形，中央染深红色的“H”形区域为灰质，是神经元胞体聚集处。周围染色浅处为白质，是有髓神经纤维集中部位。标本具有裂隙的一方为腹侧。

3. 低倍镜及高倍镜观察

（1）低倍镜观察：在裂隙两侧的灰质部位，可见运动神经元的胞体呈较大的紫红色块状，胞突较多，常被切断。在神经元的周围有较多分散的染蓝色的较小细胞核，系神经胶质细胞核。灰质中央的小管为中央管（图 7-1）。

（2）高倍镜观察：神经元胞体大，中央有一个大而呈圆形或卵圆形的细胞核，核膜清楚，核内染色质少，呈空泡状，有明显的核仁。核周部细胞质较丰富，可见许多大小不等、形态不一的染紫蓝色小块状结构，称尼氏体（即电镜下的粗面内质网和游离核糖体），形似虎斑。可切到一至多条树突根部，由胞体发出时较粗，逐渐变细。树突的结构与核周质相似。胞体发出轴突的部位即轴丘处，无尼氏体，染色浅；从轴丘发出的是较细的轴突（多数神经元未切到）（图 7-2）。神经元之间可见许多染紫蓝色的细胞核，系神经胶质细胞的细胞核，但切片中不易鉴别细胞类型。中央管管壁细胞为单层柱状上皮，称为室管膜细胞。

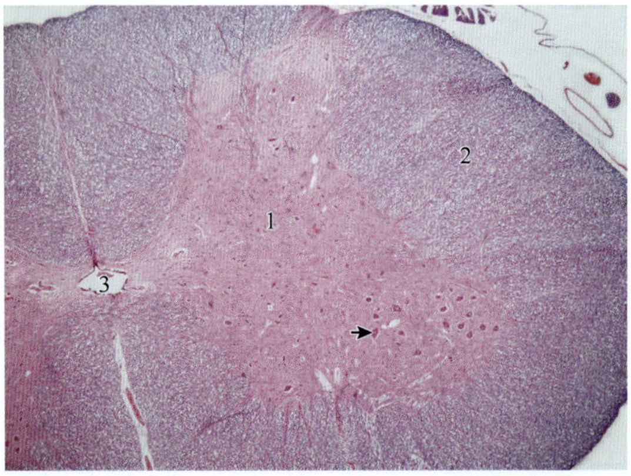

图 7-1　脊髓横切面（H-E 染色，低倍）
1 灰质；2 白质；3 中央管；→ 多极神经元

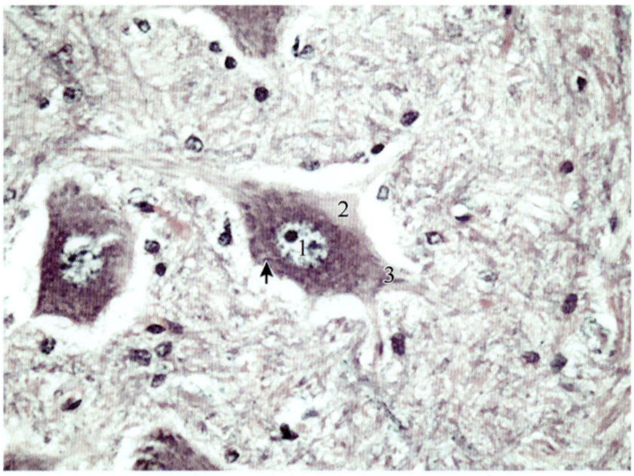

图 7-2　多极神经元（H-E 染色，高倍）
1 细胞核；2 轴丘；3 树突；↑ 尼氏体

（二）有髓神经纤维（myelinated nerve fiber），坐骨神经（横、纵）切面，H-E 染色

1. 观察要点 轴突，髓鞘，郎飞结，神经膜，神经内膜，神经束膜。

2. 肉眼观察 纵切面上染红色，为长条状坐骨神经；横切面上染红色，为圆形。

第七章 - 二维码 6：有髓神经纤维

3. 低倍镜及高倍镜观察 纵切面上，坐骨神经的神经纤维呈条索状，数量多，平行排列。横切面上，神经外面包有神经外膜，在神经内包括多个圆形的神经束，分别包有致密结缔组织构成的神经束膜，每一个神经束由大量的神经纤维组成，在神经纤维之间有少量疏松结缔组织构成的神经内膜。

坐骨神经的纵切面（图 7-3）：

（1）轴突：位于有髓神经纤维的中轴，细长，染浅蓝色或紫蓝色。

（2）髓鞘：位于轴突的周围，由施万细胞的细胞膜同心卷绕形成，呈粉红色网状结构。髓鞘呈节段性，两段髓鞘之间的缩窄处为郎飞结。相邻两郎飞结之间的一段神经纤维称为结间体或结间段。

（3）神经膜：包在髓鞘的外周，由施万细胞的胞膜和基膜构成。神经膜内侧的施万细胞细胞核呈椭圆形，染紫蓝色，注意与神经内膜中成纤维细胞的细胞核相区别。

坐骨神经的横切面上，神经纤维粗细不等，其结构从中央到周围依次为紫蓝色的轴突、粉红色网状的髓鞘和神经膜。某些断面上可见弯月形的施万细胞细胞核，位于髓鞘和神经膜之间（图 7-4）。

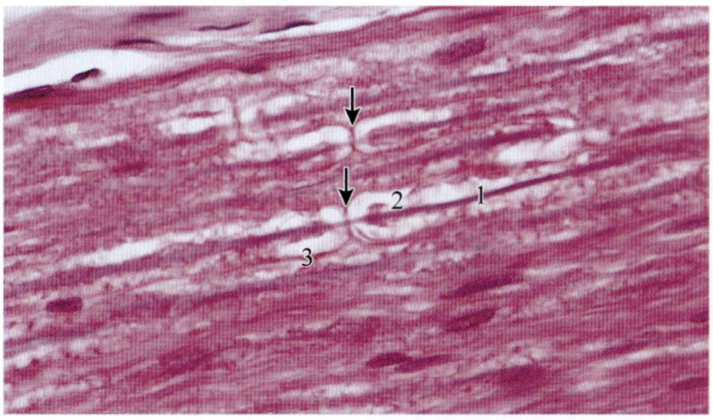

图 7-3 有髓神经纤维纵切面（H-E 染色，高倍）
1 轴突；2 髓鞘；3 神经膜；↓ 郎飞结

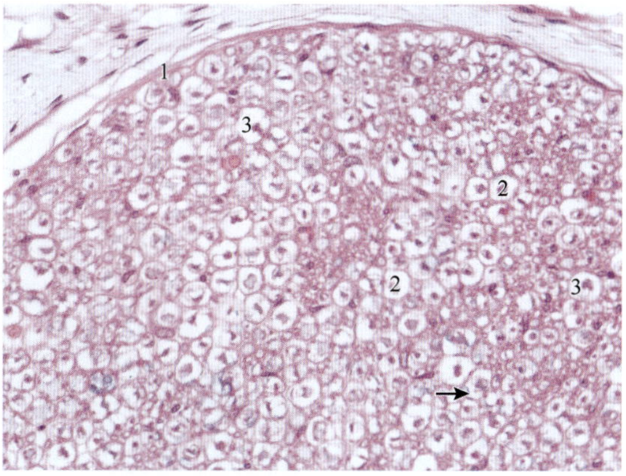

图 7-4 有髓神经纤维横切面（H-E 染色，高倍）
1 神经束膜；2 轴突；3 髓鞘；→ 施万细胞核

（三）触觉小体和环层小体，手指皮，H-E 染色

1. 观察要点 触觉小体（tactile corpuscle），环层小体（lamellar corpuscle）。

2. 肉眼观察 标本表面染深紫红色者为上皮，上皮深面染粉红色者为结缔组织。

3. 低倍镜及高倍镜观察

（1）触觉小体：上皮基底部凹凸不平，深面的真皮结缔组织突入上皮形成真皮乳头，触觉小体位于真皮乳头内。触觉小体染深红色，呈长椭圆形，其长轴与皮肤表面垂直，其内为数层扁平横列的细胞，外包薄层结缔组织被囊，H-E 染色不能显示神经纤维末梢（图 7-5）。

（2）环层小体：位于结缔组织深面，体积较大，呈圆形或卵圆形，由多层同心圆排列的扁平细胞构成。小体中央有一条均质状的圆柱体，有髓神经纤维进入小体时失去髓鞘，裸露轴突穿入小体中央的圆柱体内，H-E 染色不能显示其中的神经纤维末梢（图 7-5）。

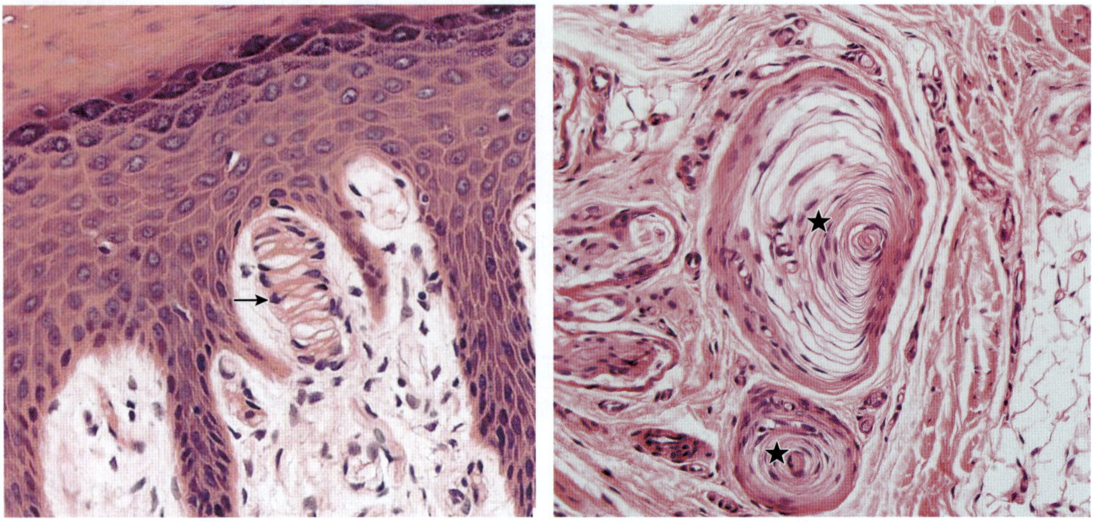

图 7-5　手指皮（H-E 染色，低倍）
→ 触觉小体；★ 环层小体

（四）运动终板（motor end plate），肋间肌撕片，氯化金染色

1. 肉眼观察　标本中棕红色片状区域为骨骼肌纤维束，黑色部分为神经纤维。

2. 低倍镜及高倍镜观察　神经纤维呈黑色线状，成束存在，每条神经纤维的分支末端贴附于骨骼肌纤维表面。镜下可见单根神经纤维末端分支膨大，呈爪状或葡萄状附着于染红色的骨骼肌纤维表面，结合处即为运动终板（图 7-6）。

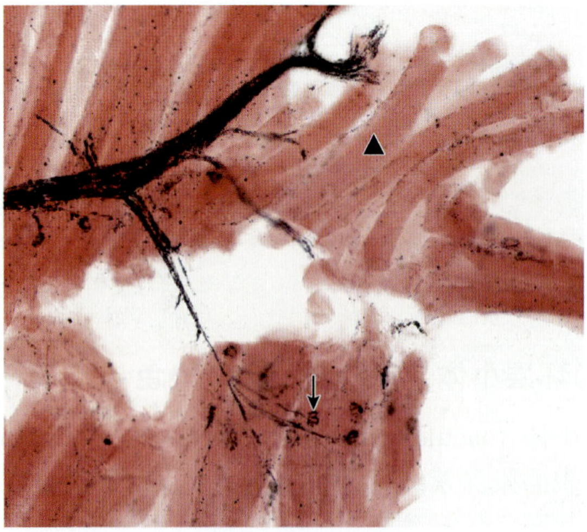

图 7-6　肋间肌撕片（氯化金染色，低倍）
▲ 骨骼肌纤维；↓ 运动终板

二、示教切片

（一）神经原纤维（neurofibril），脊髓横切面，镀银染色

低倍镜及高倍镜观察：低倍镜下在灰质前角内选一清晰、棕黄色多极神经元，高倍镜下可见多极神经元的核周部和胞突内均有染棕黑色的细丝状结构，即为神经原纤维。核周部的神经原纤维互相交织成网，胞突内则平行排列（图 7-7）。

（二）肌梭（muscle spindle），骨骼肌切片，H-E 染色

肌梭由结缔组织被囊包绕，肌梭内有少量细的骨骼肌纤维，即梭内肌纤维，轴索不易看见（图 7-8）。

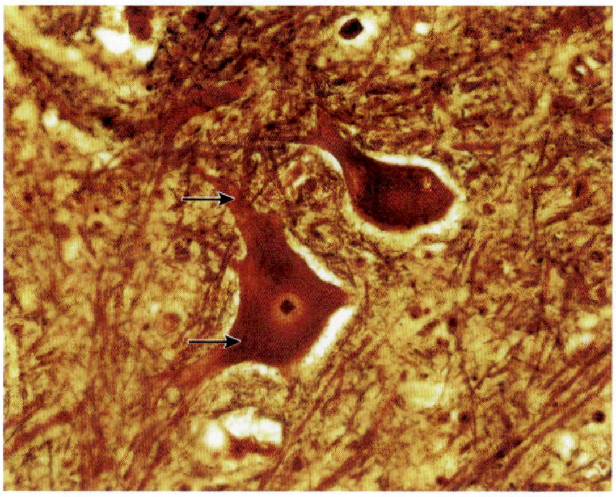

图 7-7　脊髓运动神经元（镀银染色，高倍）
→ 神经原纤维

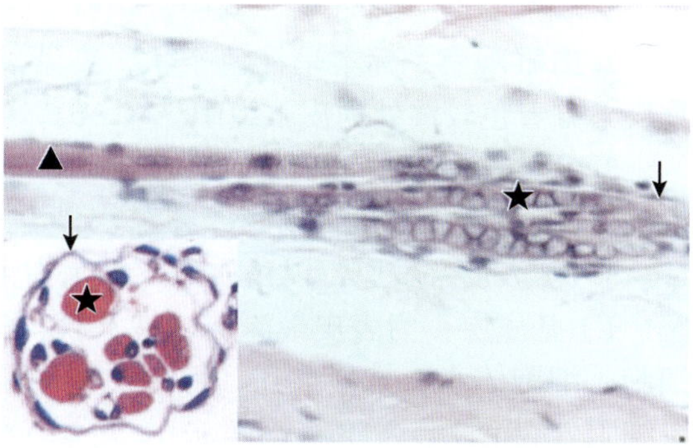

图 7-8　肌梭（H-E 染色，高倍）
▲ 梭外肌纤维；★ 梭内肌纤维；↓ 被囊

【思考题】

1. 简述多极神经元的一般形态结构。
2. 试述化学性突触的超微结构及功能。
3. 试述有髓神经纤维的组织结构。

（韩　艺）

第八章　皮肤（Skin）

【目的要求】

1. 掌握：表皮（厚皮）、毛发、皮脂腺和汗腺的光镜结构特点。

2. 熟悉：真皮的光镜结构特点。

3. 了解：立毛肌的光镜结构特点。

【实验内容】

一、观察切片

第八章 - 二维码 7：厚皮

（一）手指皮（finger skin），H-E 染色

1. 观察要点　基底层，棘层，颗粒层，透明层，角质层。

2. 肉眼观察　标本呈红色条状，染紫红色的一侧是表皮，深面染粉红色者为真皮，真皮下方着色较浅处为皮下组织。

3. 低倍镜及高倍镜观察　表皮位于浅表，色深，为角化的复层扁平上皮。真皮位于表皮深面，色浅，为结缔组织，表皮与真皮交界处连接不平整（图 8-1）。

（1）表皮：较厚，以角质形成细胞为主要构成，由深至浅分为 5 层（图 8-2）。

1）基底层：为表皮最深层，借基膜与深部真皮相连。基底层是一层立方形或矮柱状细胞，细胞体小、排列整齐，细胞质嗜碱性，核卵圆形。细胞之间有黑色素细胞。基底层细胞分裂活跃。

2）棘层：位于基底层浅面，由 4 ～ 10 层多边形细胞组成，细胞较大，呈多边形，有许多棘状突起，细胞核圆形。

3）颗粒层：位于棘层浅面，由 3 ～ 5 层扁平的梭形细胞组成。细胞中有许多透明角质颗粒，H-E 染色时呈强嗜碱性，细胞核小，染色浅。

4）透明层：位于颗粒层浅面，由 2 ～ 3 层无核的扁平细胞组成，细胞分界不明显。细胞质中含嗜酸性透明角质，染浅粉红色。

5）角质层：位于表皮最浅层，较厚，由多层扁平的角化细胞组成，细胞呈红色均质状，细胞质内充满角蛋白，细胞轮廓不清楚，无细胞核和细胞器。

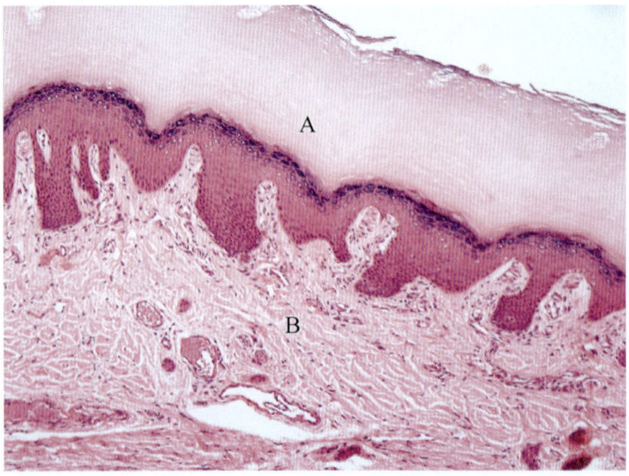

图 8-1　手指皮 1（H-E 染色，低倍）
A 表皮；B 真皮

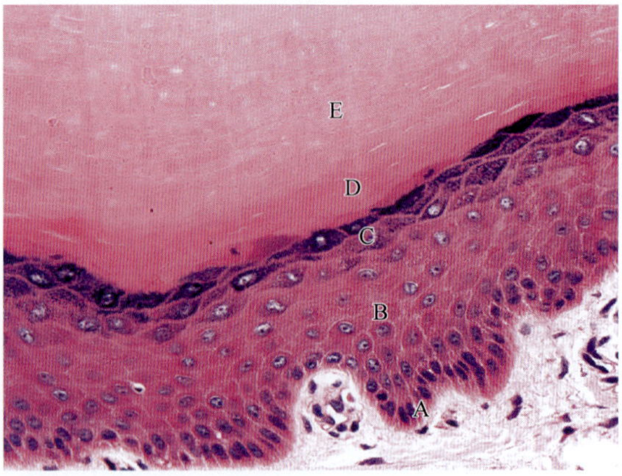

图 8-2　手指皮（H-E 染色，高倍）
A 基底层；B 棘层；C 颗粒层；D 透明层，E 角质层

（2）真皮：位于表皮深面，由结缔组织构成（图 8-1），真皮深部与皮下组织相连。真皮分为乳头层和网织层（图 8-3）。

1）乳头层：由薄层结缔组织构成。借基膜与表皮相邻，向表皮突入形成许多乳头状的突起。此层纤维细密，排列疏松不规则，成纤维细胞较多。真皮乳头内含有丰富的毛细血管和触觉小体。

2）网织层：位于乳头层深面，较厚，由不规则致密结缔组织构成，粗大的胶原纤维束交织成网，并有许多弹性纤维，排列不规则，被切成多种断面。此层可见环层小体、神经纤维束和汗腺等结构。

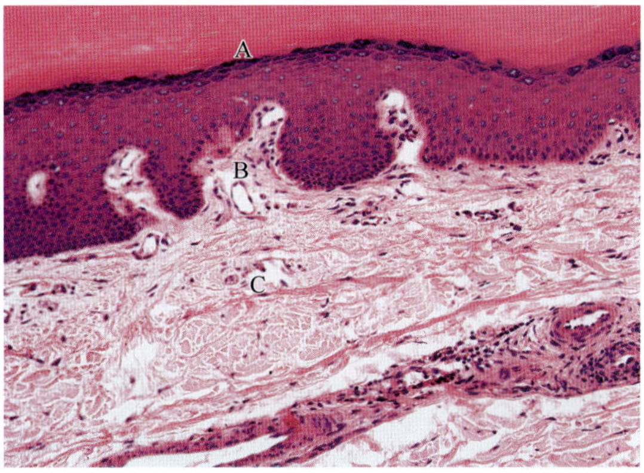

图 8-3　手指皮 2（H-E 染色，低倍）
A 表皮；B 真皮乳头层；C 真皮网织层

（二）头皮（scalp），H-E 染色

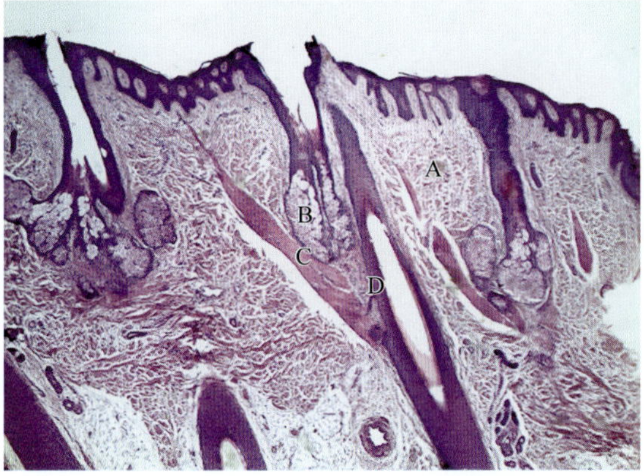

图 8-4　头皮 1（H-E 染色，低倍）
A 真皮；B 皮脂腺；C 立毛肌；D 毛囊

1. 观察要点　皮脂腺，汗腺（导管、分泌部），毛发（毛囊、毛球、毛乳头），立毛肌。

2. 肉眼观察　标本呈红色，染紫红色较薄的一层为表皮，表皮深面是真皮和皮下组织。

3. 低倍镜及高倍镜观察

（1）皮肤：表皮系角化的复层扁平上皮，较薄，由深至浅可见基底层、棘层和角质层，颗粒层不连续或缺乏，无透明层，角质层较薄。真皮分为浅层的乳头层和深部的网织层（图 8-4）。

（2）毛发：露于皮肤以外部分是毛干，埋于皮肤以内部分为毛根。毛囊是毛根周围的管状囊鞘，分为上皮性鞘和结缔组织性鞘，分别与表皮和真皮相续连（图 8-5）。毛根和毛囊的下端合为一体并且膨大呈球状，称毛球（图 8-6）。毛球底面内凹，容纳从底面突入的富含神经末梢和血管的结缔组织，叫毛乳头。毛乳头周围的毛球上皮细胞为幼稚细胞，称毛母质（细胞）。毛球是毛根和毛囊的生长点，毛乳头对毛的生长起诱导和营养作用。立毛肌位于毛囊与皮肤所成的钝角侧，为一束平滑肌，一端附于毛囊深部，另一端附于真皮乳头层（图 8-3、图 8-4）。

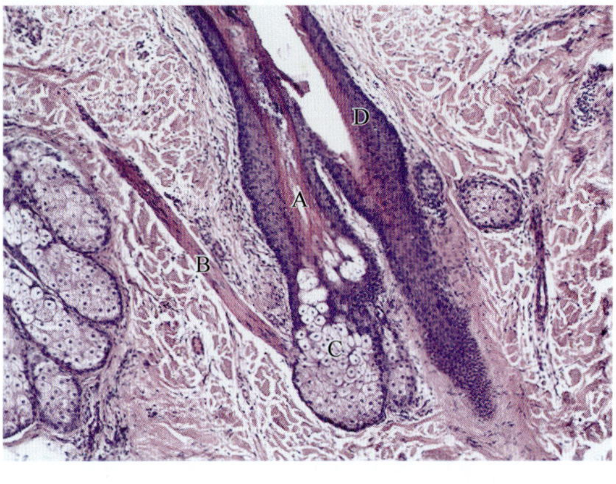

图 8-5　头皮 2（H-E 染色，低倍）
A 皮脂腺导管；B 立毛肌；C 皮脂腺分泌部；D 毛囊

（3）皮脂腺：位于毛囊与立毛肌之间，分为分泌部和导管部两部分。分泌部呈泡状，由多层多边形腺细胞组成。外层细胞较小，着色较深，称基细胞。越靠近中央的腺细胞，体

积越大，细胞核小而圆，位于中央，并逐渐退化，细胞质中含大量脂滴，呈空泡状。导管部短，系复层扁平上皮构成，开口于毛囊（图 8-5）。

（4）汗腺：系单曲管状腺，由分泌部和导管部构成（图 8-7）。

1）分泌部：位于真皮深部或皮下组织内，着色较浅。腺上皮呈单层柱状或立方形，腺细胞与基膜间可见梭形有突起的肌上皮细胞，其细胞核狭长或呈三角形，着色较深。

2）导管部：由 2 ～ 3 层矮柱状或立方形细胞组成，细胞核着色较深。此细长螺旋形的管道穿越真皮和表皮时被切成各种断面，最终开口于表皮表面的汗孔。

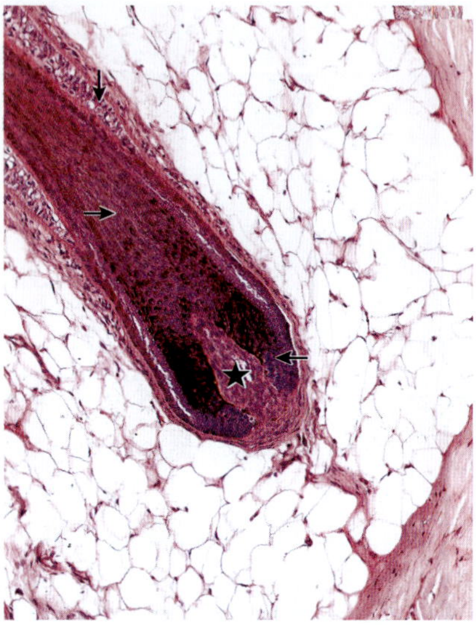

图 8-6　头皮 1（H-E 染色，高倍）
↓ 毛囊；→ 毛根；← 毛球；★ 毛乳头

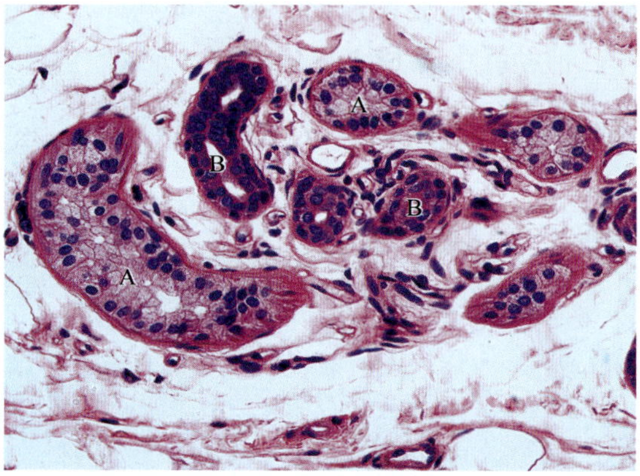

图 8-7　头皮 2（H-E 染色，高倍）
A 汗腺分泌部；B 汗腺导管部

二、示教切片

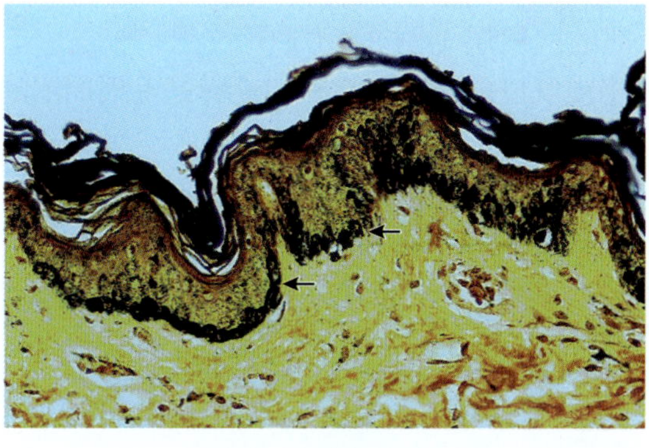

图 8-8　头皮（硝酸银染色，高倍）
← 黑色素细胞

黑色素细胞（melanocyte），硝酸银染色

1. 观察要点　黑色素细胞（图 8-8）。

2. 肉眼观察　标本为棕黄色条状。

3. 低倍镜及高倍镜观察　标本由浅至深分为表皮和真皮两层。高倍镜观察表皮内含棕黑色颗粒的细胞，部分为黑色素细胞，部分为吞噬黑色颗粒后的角质形成细胞。黑色素细胞胞体位于基底层中。

【思考题】

1. 表皮分几层？各层有何特点？

2. 简述黑色素细胞的结构特点与功能。

3. 简述汗腺、皮脂腺和毛发的基本结构。

（徐富翠）

第九章　眼和耳（Eye and Ear）

【目的要求】

1. 掌握：角膜、视网膜和耳蜗的光镜结构特点。
2. 熟悉：晶状体、虹膜、睫状体和脉络膜的光镜结构特点。
3. 了解：视盘、黄斑、壶腹嵴的光镜结构特点。

【实验内容】

一、观察切片

（一）眼球（eyeball），H-E 染色

1. 观察要点　角膜，虹膜，睫状体，脉络膜，视网膜，视盘，黄斑。

2. 肉眼观察　标本呈球形，周缘染色深者是眼球壁，前部略突者是角膜。近角膜处可见红色椭圆形结构即晶状体。晶状体两侧靠眼球壁可见棕黑色不规则结构为睫状体。后者向晶体状前伸出的棕黑色薄膜是虹膜（图 9-1）。眼球后极可见视神经。

3. 低倍镜及高倍镜观察

（1）眼球壁：从外至内分三层，分别是纤维膜、血管膜和视网膜。

1）纤维膜：位于眼球壁最外层，由前方的角膜和后方的巩膜构成。角膜，约占外层 1/6，无血管，被覆未角化的复层扁平上皮。角膜自前向后分为 5 层（图 9-2）。

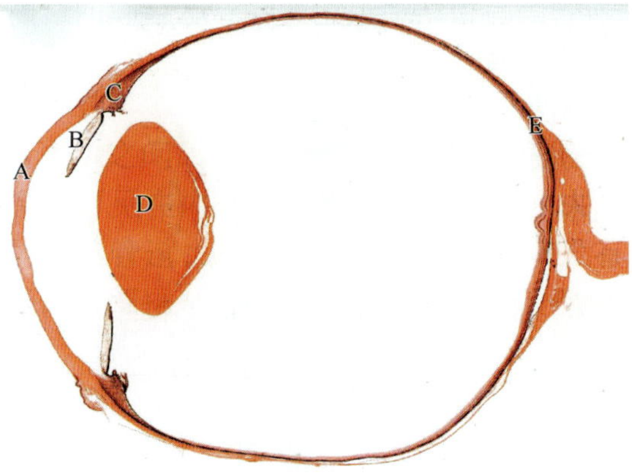

图 9-1　眼球（H-E 染色，低倍）
A 角膜；B 虹膜；C 睫状体；D 晶状体；E 视网膜

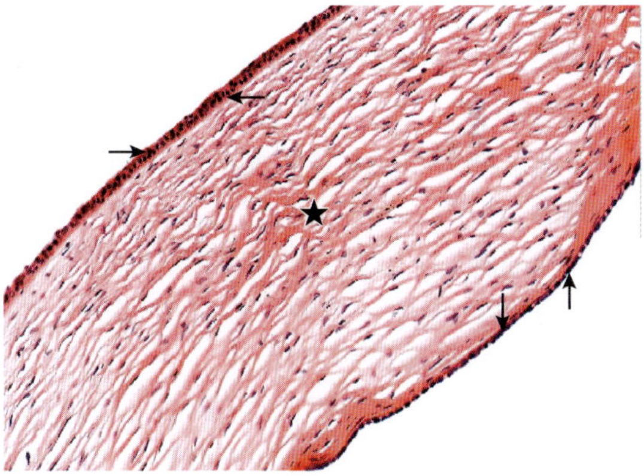

图 9-2　角膜（H-E 染色）
→ 角膜上皮；← 前界层；★ 角膜基质；↓ 后界层；↑ 角膜内皮

A. 角膜上皮：为未角化的复层扁平上皮，细胞排列整齐，有 5 ～ 6 层。上皮基部平坦，基底层细胞常见分裂象，表明再生能力强。角膜边缘的上皮逐渐增厚，基部凹凸不平，与球结膜的复层扁平上皮相延续。

B. 前界层：为无细胞的均质粉红色薄膜。

C. 角膜基质：最厚，由大量与表面平行排列的胶原纤维及其间的基质和少量扁平的成纤维细胞构成。角膜基质内不含血管，营养由房水和角膜缘的血管供应。

D. 后界层：染色浅，为透明的均质膜，较前界层薄。

E. 角膜内皮：系单层扁平上皮。

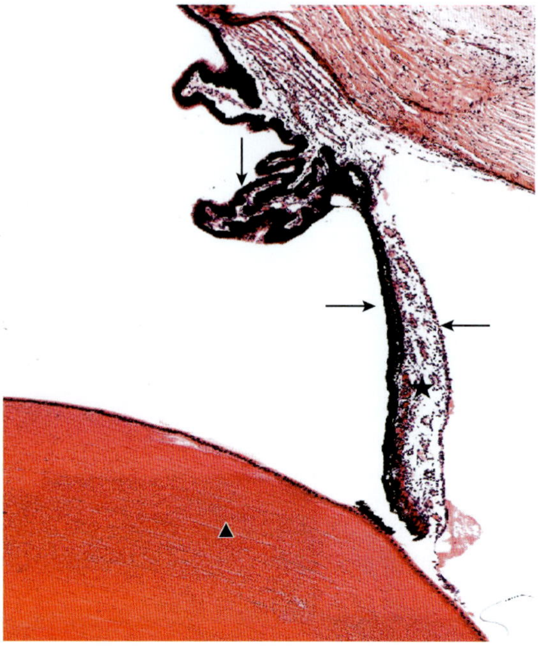

图 9-3　眼球壁血管膜（H-E 染色，低倍）
▲ 晶状体；→ 虹膜前缘层；★ 虹膜基质；← 虹膜上皮；↓ 睫状体

2）血管膜：位于纤维膜内面的棕黑色膜，为富含血管和色素细胞的疏松结缔组织。由前向后分三部分。

A. 虹膜：为位于角膜与晶状体之间的棕黑色环状薄膜，由前缘层、虹膜基质和虹膜上皮三部分组成。前缘层由成纤维细胞和色素细胞组成，虹膜为基质内含有大量色素细胞与血管的疏松结缔组织，虹膜上皮属视网膜盲部，由两层色素细胞组成（图 9-3）。

B. 睫状体：位于虹膜与脉络膜之间，呈左右对称的三角形结构。由睫状肌、基质与上皮组成。睫状肌为平滑肌，基质为富含血管和色素细胞的结缔组织，睫状体上皮由两层细胞组成，外层为立方形的色素细胞，内层为立方形或矮柱状的非色素细胞。睫状体内侧有突起，即睫状突，它借细长的纤维即睫状小带与晶状体相连（图 9-3）。

C. 脉络膜：位于巩膜内面、睫状体后方，系血管膜的后 2/3 部分，为富含色素细胞和血管的疏松结缔组织薄膜。脉络膜的最内层称玻璃膜，是由纤维和基质组成的薄层均质透明膜。

3）视网膜：位于血管膜内面，分为盲部和视部两部分。紧贴虹膜和睫状体内面的称为盲部，位于脉络膜内面的称为视部，为神经组织，由外向内依次为色素上皮层、视细胞层、双极细胞层和节细胞层（图 9-4）。

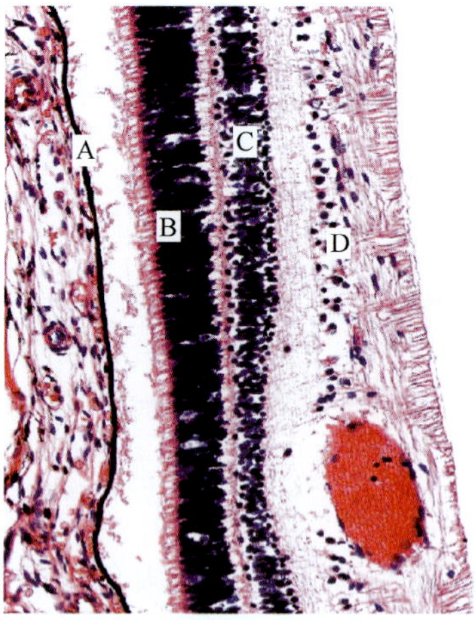

图 9-4　视网膜（H-E 染色，高倍）
A 色素上皮层；B 视细胞层（视锥、视杆层）；C 双极细胞层；D 节细胞层

A. 色素上皮层：为视网膜最外层的一层低立方形色素细胞，紧贴脉络膜的深面。

B. 视细胞层：由视杆细胞和视锥细胞胞体聚集而成。镜下为密集的染蓝色的细胞核，其外侧由许多染粉红色杆状或锥状突起构成，分别为视杆细胞和视锥细胞的外突。

C. 双极细胞层：染色深，主要由双极细胞的胞体组成。还有水平细胞、无长突细胞及网间细胞三种中间神经元。

D. 节细胞层：由数目较少、体积较大的多极神经元即节细胞胞体构成，大多数为单层排列。细胞核呈圆形或卵圆形，空泡状，核膜清楚，核仁明显。

视盘：即视神经乳头，系节细胞轴突集中离开视网膜而形成视神经之处。其边缘突起，中央凹陷，视网膜中央动脉、静脉由此出入（图 9-5）。视盘处无视细胞，又称生理盲点。

黄斑：位于眼球后极，视盘颞侧 3 ～ 4mm 处。中央凹陷称中央凹，凹底部视网膜只有色素上皮层和视锥细胞，厚度仅 0.1mm，是视觉最敏感区域（图 9-6）。

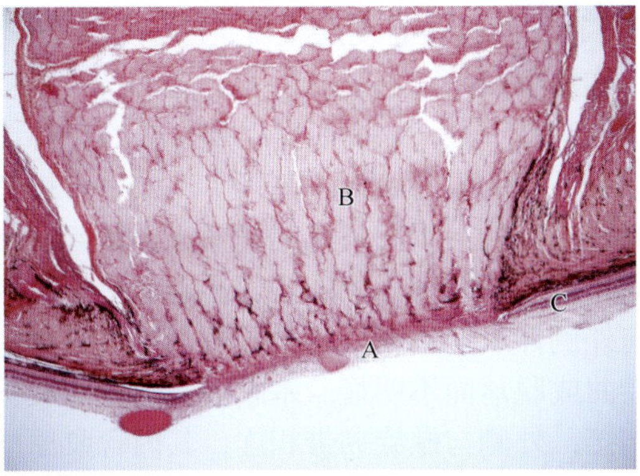

图 9-5　视盘（H-E 染色）
A 中央凹；B 视神经；C 视网膜

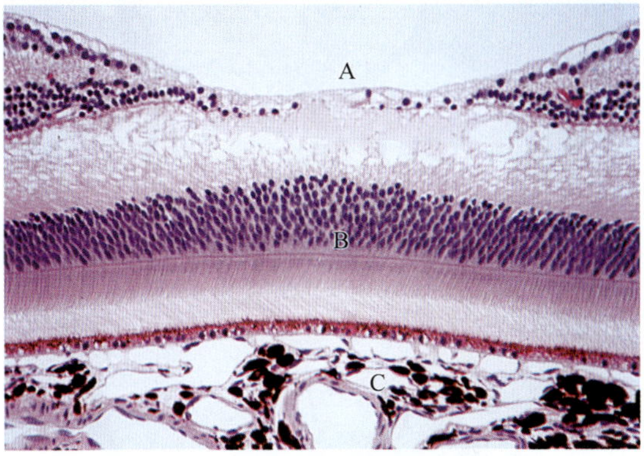

图 9-6　黄斑（H-E 染色，低倍）
A 中央凹；B 视锥、视杆层；C 脉络膜

（2）晶状体：位于虹膜后的双凸椭圆状结构，染深红色（图 9-7）。晶状体内无血管和神经，营养由房水供给。其由三部分构成。

1）晶状体囊：包被晶状体皮质的均质状薄膜，由增厚的基膜和胶原原纤维组成。

2）晶状体上皮：位于晶状体前表面的一层立方形上皮，在赤道部的上皮细胞仍保持分裂能力，渐变为长柱状的晶状体纤维。

3）晶状体纤维：构成晶状体的主要部分。位于浅层的晶状体纤维构成晶状体的皮质，纤维与表面平行，成环层排列，有的纤维内仍可见细胞核，中心部位的纤维构成晶状体核，纤维内充满均质状的蛋白质，细胞核消失。

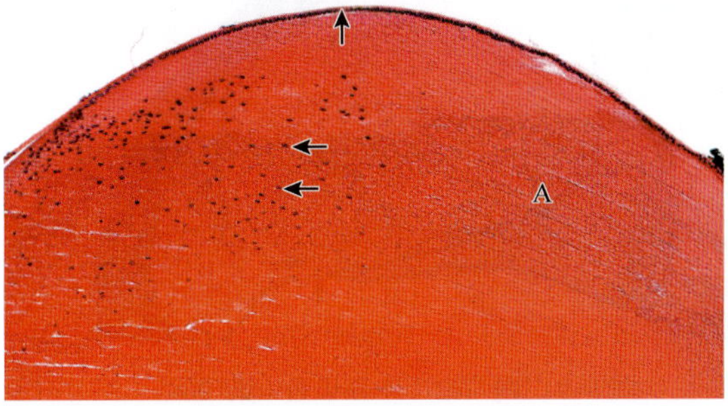

图 9-7　晶状体（H-E 染色）
↑ 晶状体上皮；← 细胞核；A 晶状体纤维

（二）内耳（inner ear），H-E 染色

1. 观察要点　前庭阶，鼓室阶，螺旋神经节，膜蜗管，前庭膜，基膜，螺旋韧带，盖膜，螺旋器，外毛细胞，内毛细胞，指细胞。

2. 肉眼观察　标本呈不规则形，中央可见锥体形的结构即耳蜗。其中轴着色较深者名蜗轴，两侧各有 3 ～ 4 个圆形空腔为骨蜗管的断面。骨蜗管被前庭膜和螺旋板分成三部分，自上而下分别为前庭阶、膜蜗管和鼓室阶（图 9-8）。

3. 低倍镜及高倍镜观察

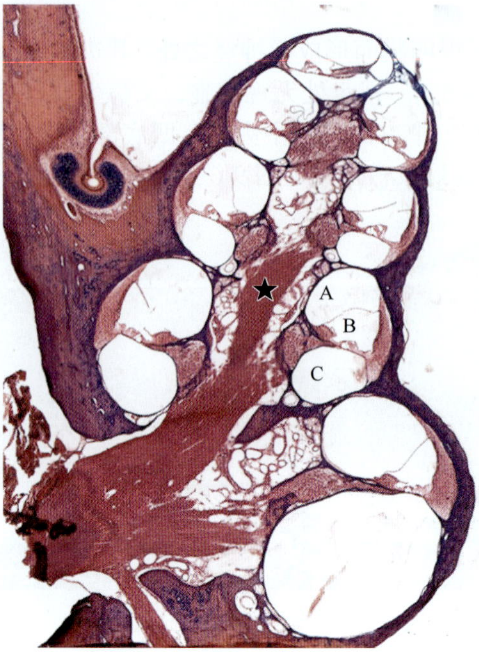

图 9-8 内耳 1（H-E 染色，低倍）
★ 蜗轴；A 前庭阶；B 膜蜗管；C 鼓室阶

（1）膜蜗管：在标本上呈三角形，由三个壁围成（图 9-9）。

1）上壁：又称顶壁，为前庭膜，膜的中间为薄层结缔组织，两面均覆盖单层扁平上皮。

2）外侧壁：是骨膜增厚形成的螺旋韧带，其表面覆盖有复层上皮，上皮内含血管，故称血管纹。

3）下壁：又称底壁，由内侧的骨螺旋板和外侧的膜螺旋板（基膜）构成。骨螺旋板是蜗轴骨组织向外侧延伸而成，其起始部的骨膜增厚并突入膜蜗管为螺旋缘。螺旋缘向外侧伸出均质粉红的薄膜即盖膜，有时因卷曲或脱落而不明显。基膜内侧与骨螺旋板相接，外侧与螺旋韧带相连，其内含胶原样细丝束，称听弦，不易分辨。

（2）螺旋器：为听觉感受器，是膜蜗管下壁的上皮增厚向腔内突起而成。由支持细胞和毛细胞组成（图 9-10）。

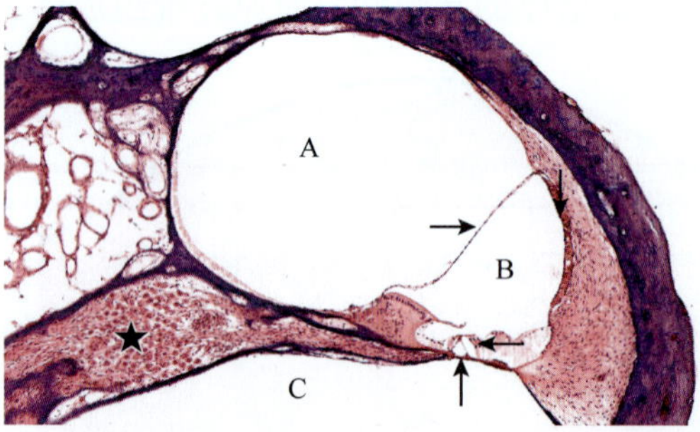

图 9-9 内耳 2（H-E 染色，低倍）
A 前庭阶；B 膜蜗管；C 鼓室阶；→ 前庭膜；↑ 基膜；← 螺旋器；↓ 血管纹，★ 螺旋神经节

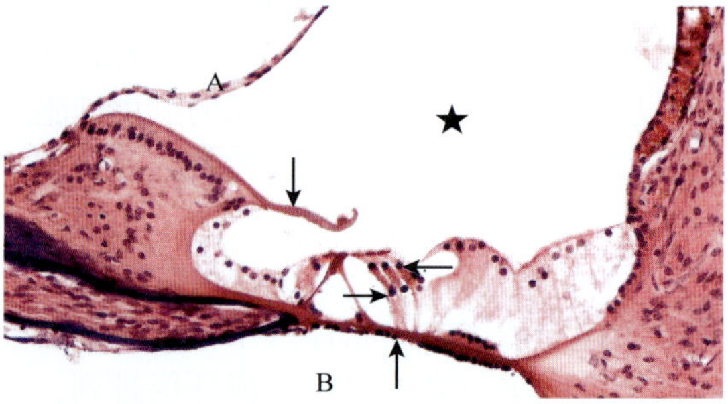

图 9-10 内耳 3（H-E 染色，低倍）
A 前庭膜；B 鼓室阶，★ 膜蜗管；→ 指细胞；↑ 基膜；← 毛细胞；↓ 盖膜

1）支持细胞：主要有柱细胞和指细胞。柱细胞位于中部，排列为内、外两行，分别为内柱细胞和外柱细胞。细胞的基部较宽，并列于基膜上；胞体中部细而长，彼此分离围成一个三角形的内隧道，细胞顶部彼此嵌合。指细胞由内指细胞和外指细胞组成。内指细胞为一列，位于内柱细胞的内侧；外指细胞有 3 ～ 5 列，位于外柱细胞的外侧。指细胞呈长柱形，基部仍位于基膜上，因顶部伸出一个指状突起而得名。

2）毛细胞：毛细胞分为内毛细胞和外毛细胞，分别处于内、外指细胞的胞体上。内毛细胞排列成一列，外毛细胞有 3 ～ 5 列，基底面不达基膜，细胞游离面有许多静纤毛即听毛，生活状态下，盖膜与听毛接触感受刺激，并将刺激转化为神经冲动，传至蜗轴附近由双极神经元聚集形成螺旋神经节。

二、示教切片

（一）位觉斑（maculae acustica），H-E 染色

1. 观察要点　球囊结缔组织，球囊上皮，位砂膜。

2. 低倍镜及高倍镜观察　位觉斑由球囊的结缔组织与上皮突向囊内形成，上皮细胞主要为支持细胞和毛细胞。毛细胞居浅面，核染色浅，游离端可见毛细胞的毛，表面覆盖有紫蓝色颗粒，称位砂膜。支持细胞位于深层，除支持和营养作用外，还分泌糖蛋白形成位砂膜（耳砂）。在上皮深面的结缔组织内可见神经纤维。见图 9-11。

（二）壶腹嵴（crista ampullaris），H-E 染色

1. 观察要点　膜半规管壶腹部结缔组织，膜半规管壶腹部上皮，壶腹帽。

2. 低倍镜及高倍镜观察　壶腹嵴为由膜半规管壶腹部的结缔组织与上皮向腔内形成的山嵴样突起，上皮细胞主要为支持细胞和毛细胞。毛细胞的动纤毛和静纤毛伸入壶腹帽内，壶腹帽由糖蛋白形成（图 9-12）。

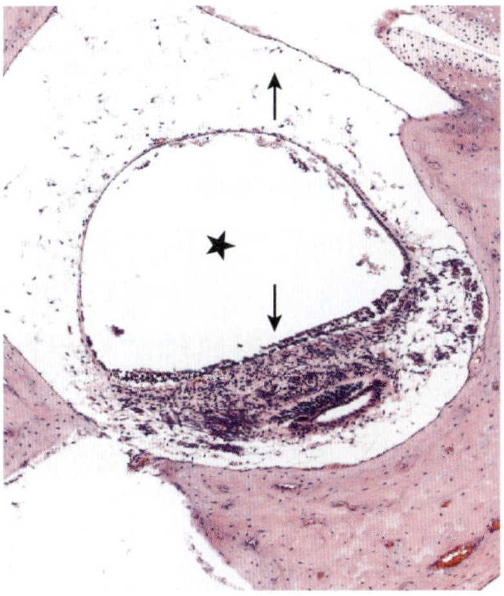

图 9-11　球囊（H-E 染色）
★ 球囊；↓ 球囊斑；↑ 前庭

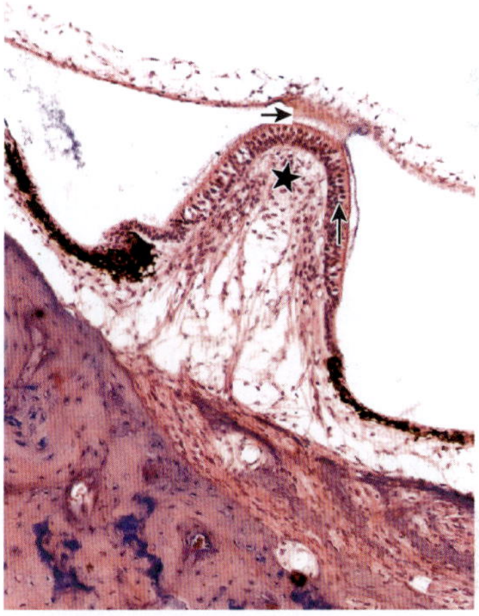

图 9-12　壶腹嵴（H-E 染色）
→ 壶腹帽；↑ 上皮；★ 结缔组织

【思考题】

1. 简述角膜上皮的组织结构特点。

2. 比较视杆细胞与视锥细胞的结构与功能。

3. 简述黄斑、视盘的位置、结构与功能。

（徐富翠）

第十章　循环系统（Circulatory System）

【目的要求】

1. 掌握：心脏及大、中、小动脉的光镜结构。

2. 熟悉：静脉的光镜结构特点。

3. 了解：毛细血管的光镜结构特点。

第十章 - 二维码 8：
中动、静脉

【实验内容】

一、观察切片

（一）中动、静脉（medium-sized artery and vein），H-E 染色

1. 观察要点　内膜，中膜，外膜，内皮，内外弹性膜，平滑肌细胞。

2. 肉眼观察　切片上可见两个较大的血管横断面，其中管壁较厚、腔小且规则者为中动脉；管壁较薄，腔大而不规则的是中静脉。

3. 低倍镜及高倍镜观察

（1）中动脉管壁由内向外分三层（图 10-1）。

1）内膜：薄，可见一层连续亮红色波纹状结构，为内弹性膜，与中膜分界明显。内皮为单层扁平上皮，细胞分界不清，细胞核呈扁圆形突向管腔。内皮下层极薄，位于内皮下方，因制片后收缩，常不易分辨。

2）中膜：最厚。主要由 10 ～ 40 层环行平滑肌构成，平滑肌细胞核呈杆状，其间有染亮红色的弹性纤维和染粉红色的胶原纤维，无成纤维细胞。

3）外膜：厚度与中膜相近，为结缔组织，与中膜交界处有几层断续的外弹性膜，但不如内弹性膜完整。可见营养血管（小动静脉）及神经束的断面。

（2）中静脉管壁薄，由内向外分三层（图 10-2）。

1）内膜：薄，有内皮和不明显的内弹性膜，内皮下层不易分辨。

2）中膜：薄，主要由 2 ～ 3 层稀疏的环行平滑肌组成，其间有少量结缔组织。

3）外膜：较中膜厚，由结缔组织组成，有的可见纵行平滑肌束，无外弹性膜。

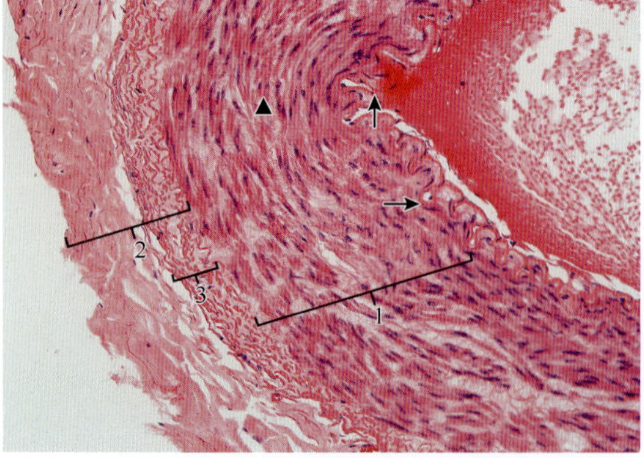

图 10-1　中动脉（H-E 染色，低倍）
1 中膜；2 外膜；3 外弹性膜；↑ 内皮；→ 内弹性膜；▲ 平滑肌细胞

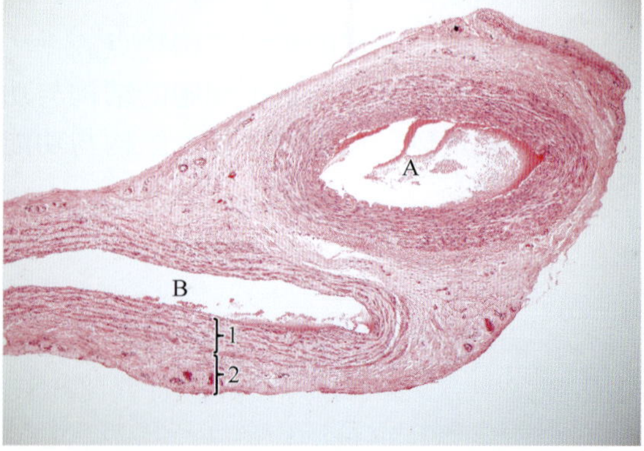

图 10-2　中动、静脉（H-E 染色，低倍）
A 中动脉；B 中静脉；1 中膜；2 外膜

（二）大动脉（large artery），H-E染色

1. 观察要点 内膜，中膜，外膜，弹性膜。

2. 肉眼观察 切片呈紫红色片状或管状断面。

3. 低倍镜及高倍镜观察 与H-E染色的中动脉对比观察，其管壁可分三层（图10-3）。

（1）内膜：薄，但因内皮下层较厚，内膜较中动脉内膜厚，由于内弹性膜与中膜的弹性膜相连，故内膜与中膜分界不清。

（2）中膜：最厚，主要由几十层染亮红色波纹状的弹性膜组成。膜间有环行平滑肌和少量纤维成分（图10-4）。

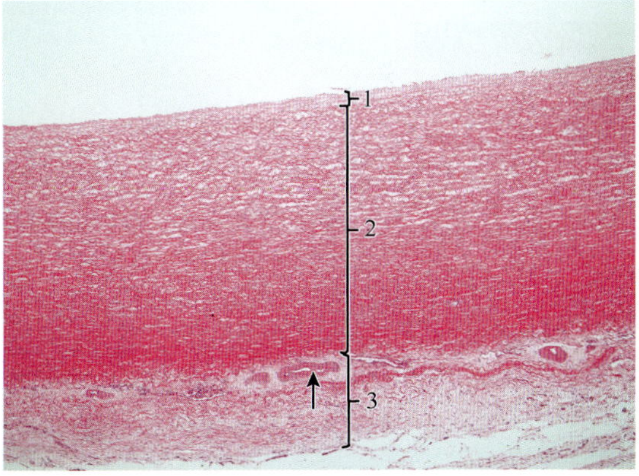

图10-3 大动脉（H-E染色，低倍）
↑营养血管；1内膜；2中膜；3外膜

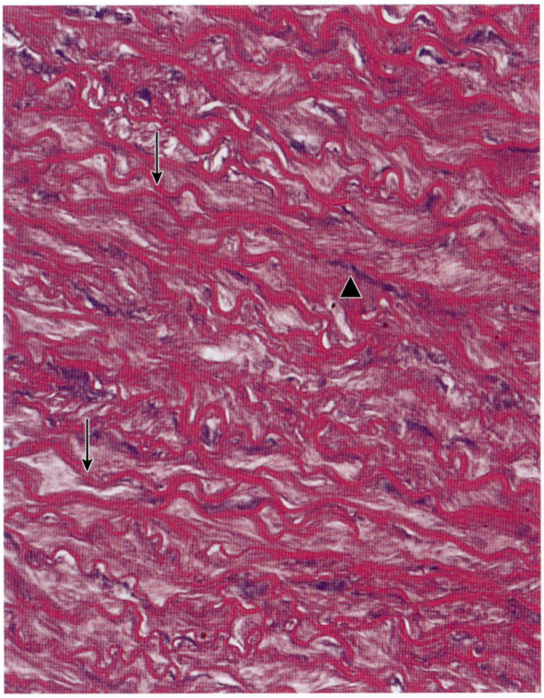

图10-4 大动脉（H-E染色，高倍）
↓弹性膜；▲平滑肌细胞

（3）外膜：较中膜薄，为结缔组织，无明显外弹性膜，外膜内可见营养血管和神经束断面。

（三）小动脉（small artery）和小静脉（small vein），H-E染色

1. 观察要点 区分小动、静脉。

2. 肉眼观察 切片呈红色条状，取自肠系膜的一段。

3. 低倍镜及高倍镜观察 结缔组织中有相互伴行的小动、静脉和小淋巴管（图10-5）。

（1）小动脉：管壁可分为三层。内膜由内皮和不明显的内弹性膜组成。中膜主要由几层环行平滑肌细胞组成。外膜与中膜厚度相近，为结缔组织，与周围结缔组织无明显分界，无外弹性膜。

（2）小静脉：由内皮、1～2层环行平滑肌细胞和薄层结缔组织组成。

（3）小淋巴管：由内皮、一层不连续平滑肌细胞或无平滑肌细胞和少许结缔组织组成，偶可见管内有瓣膜。

（四）大静脉（large vein），H-E染色

1. 观察要点 中膜，外膜，平滑肌束。

2. 肉眼观察 切片呈红色管状。管壁较薄，管腔不规则。

3. 低倍镜及高倍镜观察 大静脉管壁可分为三层。

（1）内膜：薄，由内皮和少许内皮下层组成，无内弹性膜。

（2）中膜：薄，主要由几层环行平滑肌细胞组成。

（3）外膜：较厚，为结缔组织，其内常有较多的纵行平滑肌束（图 10-6）。

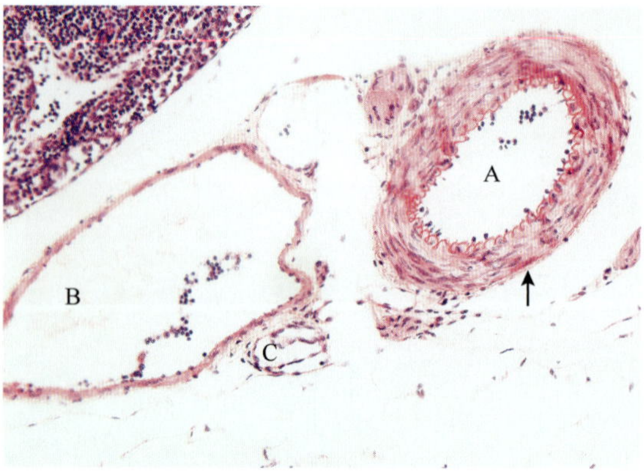

图 10-5　小动、静脉（H-E 染色，低倍）
↑ 内弹性膜；A 小动脉；B 小静脉；C 小淋巴管

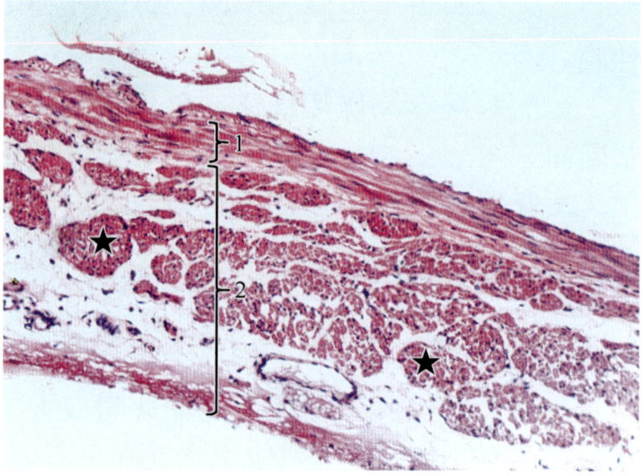

图 10-6　大静脉（H-E 染色，低倍）
1 中膜；2 外膜；★ 平滑肌束

（五）心脏（heart），H-E 染色

1. 观察要点　心内膜，心肌膜，心外膜，浦肯野纤维。

2. 肉眼观察　标本呈条状。心内膜侧不整齐，心外膜侧浅染，常见脂肪组织。

3. 低倍镜及高倍镜观察　心壁由内向外分为三层。

（1）心内膜

1）内皮：单层扁平上皮，薄。

2）内皮下层：由结缔组织组成。

3）心内膜下层：靠近心肌膜，由结缔组织组成，有血管、神经和浦肯野纤维（束细胞）等分布。心内膜下层浦肯野纤维较一般心肌纤维短而宽，色浅，中央有 1 ～ 2 个细胞核，细胞间的闰盘较发达（图 10-7A）。

（2）心肌膜：最厚，由心肌组织组成。心肌纤维束呈不同的断面，肌束间有丰富的毛细血管（图 10-7A）。

（3）心外膜：由结缔组织和表面的间皮组成，可见较多的血管和脂肪细胞。在心房和心室交界处，心内膜突向心腔形成心瓣膜，由结缔组织和表面的内皮组成。此外，尚可见由致密结缔组织构成的心骨骼，其基质因含硫酸软骨素，有时呈蓝色（图 10-7B）。

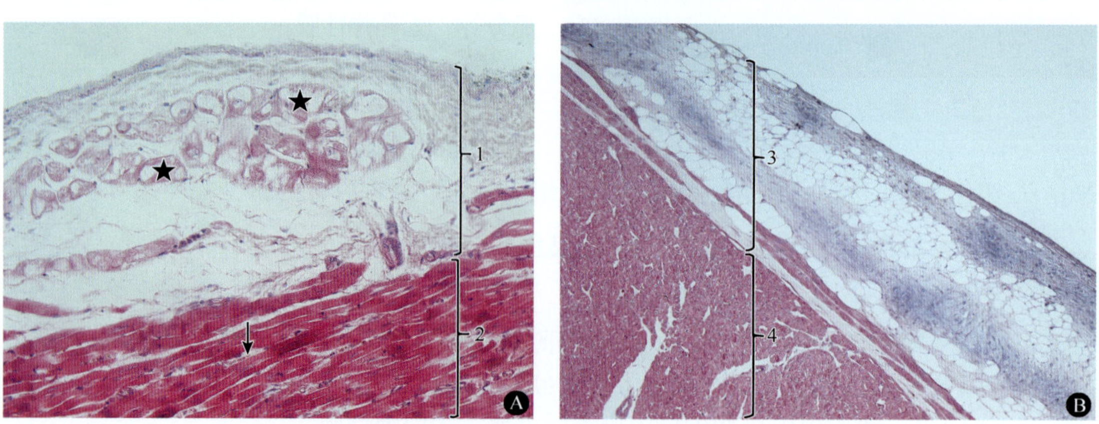

图 10-7　心壁（H-E 染色，低倍）
1 心内膜；2 心肌膜；3 心外膜；4 心肌膜 . ★ 浦肯野纤维；↓ 毛细血管

二、示教切片

中动脉，铁苏木精染色

1. 肉眼观察　切片呈棕黄色管状或条索状。

2. 低倍镜及高倍镜观察　中动脉管壁分内膜、中膜、外膜三层，其弹性膜和弹性纤维均染成黑色。内、外弹性膜明显。外膜的弹性纤维多，呈螺旋状或纵向分布（图 10-9）。

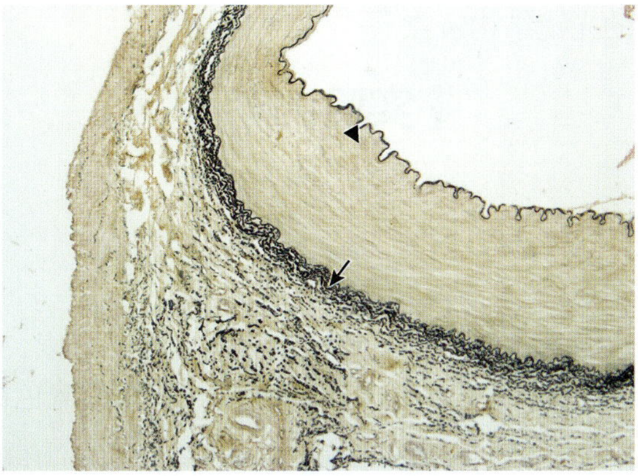

图 10-9　中动脉（铁苏木精染色，低倍）
▲ 内弹性膜；↙ 外弹性膜

【思考题】

1. 结合功能比较中动脉与大动脉的光镜结构。
2. 光镜下如何辨认小动脉、小静脉和小淋巴管？
3. 试述心壁的光镜结构特点。

（王巧稚）

第十一章　免疫系统（Immune System）

【目的要求】

1. 掌握：淋巴组织的结构特点；淋巴结和脾脏的光镜结构特点。
2. 熟悉：胸腺的光镜结构特点。
3. 了解：腭扁桃体的光镜结构特点。

【实验内容】

一、观察切片

（一）淋巴结（lymph node），H-E 染色

1. 观察要点　淋巴小结，副皮质区小梁，皮质淋巴窦，髓索，髓窦。

2. 肉眼观察　标本为卵圆形的实质性器官，周围染深紫蓝色的部分是皮质，中央染色浅的部分是髓质。

3. 低倍镜及高倍镜观察　淋巴结呈卵圆形，表面染浅红色的为薄层致密结缔组织构成的被膜。结缔组织伸入实质内，形成不连续的条索状结构，即小梁。在被膜内，可见数条小淋巴管穿行，为输入淋巴管。有的标本在淋巴结的一侧有凹陷，有较多的结缔组织，其中可见血管、神经及输出淋巴管，此处为淋巴结门部。淋巴结的实质分为周围染色深的皮质和中央染色浅的髓质（图 11-1）。

（1）皮质：位于被膜深面，其结构与厚度变化较大，由浅层皮质、副皮质区及皮质淋巴窦构成（图 11-2）。

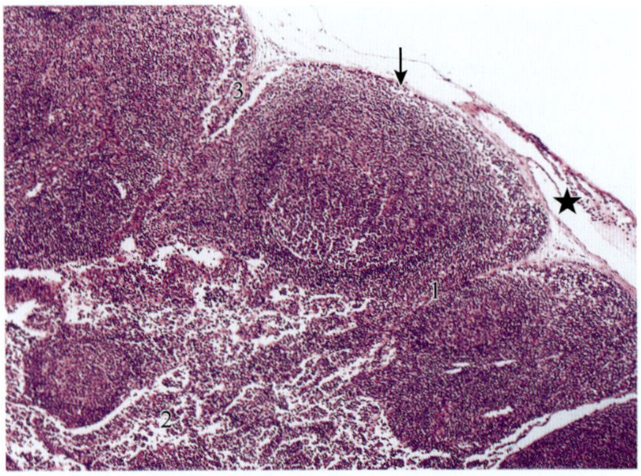

图 11-1　淋巴结（H-E 染色，低倍）
1 皮质；2 髓质；3 小梁；↓ 被膜；★ 输入淋巴管

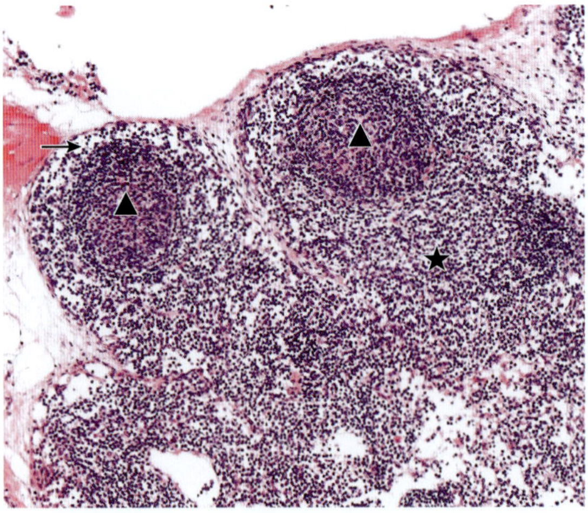

图 11-2　淋巴结皮质（H-E 染色，低倍）
▲ 淋巴小结；★ 副皮质区；→ 皮质淋巴窦

1）浅层皮质：邻近被膜，内可见一些团状结构，由淋巴小结及小结之间弥散的淋巴组织组成。典型的次级淋巴小结，可见小结中心染色浅，为生发中心的明区，其深面靠近髓质的部分为生发中心的暗区。生发中心的顶部及周围有一层密集的小淋巴细胞称小

结帽，呈新月形，深染。明区主要含中等大小的较幼稚淋巴细胞、网状细胞和巨噬细胞；暗区主要由大的幼稚淋巴细胞组成，淋巴细胞核大，呈圆形或卵圆形，染色较淡，核仁明显，细胞质较多，嗜碱性较强，并可见一些细胞有丝分裂象。

2）副皮质区：又称胸腺依赖区，位于浅层皮质区深面，为一片弥散淋巴组织，染紫蓝色。此区可见毛细血管后微静脉，其内皮较高，呈立方形，细胞核为椭圆形，核仁核膜明显，偶可见淋巴细胞穿过内皮（图 11-3）。

3）皮质淋巴窦：分布于被膜之下及小梁周围，呈空网状结构。窦壁由扁平内皮细胞衬里，内皮外偶可见一层扁平的网状细胞。窦腔由呈星状的内皮细胞作支架，可见胞体较大，呈圆形或卵圆形，细胞核较小，细胞质丰富，嗜酸性的巨噬细胞和较少的淋巴细胞。

（2）髓质：位于皮质深面，由髓索及其间的髓窦组成（图 11-4）。

1）髓索：由排列呈条索状的淋巴组织组成，粗细不一，形状不规则，呈紫蓝色条状或块状，相互连接成网。髓索内以小淋巴细胞为主，可见浆细胞、巨噬细胞和小血管等。

2）髓窦：在髓索之间和髓索与小梁之间，宽阔而迂曲，相连呈网状，窦腔内有网状细胞，窦壁被覆内皮。

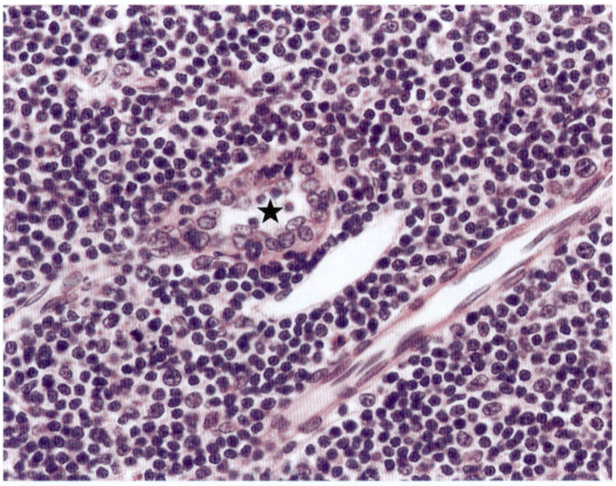

图 11-3　淋巴结副皮质区（H-E 染色，高倍）
★ 毛细血管后微静脉

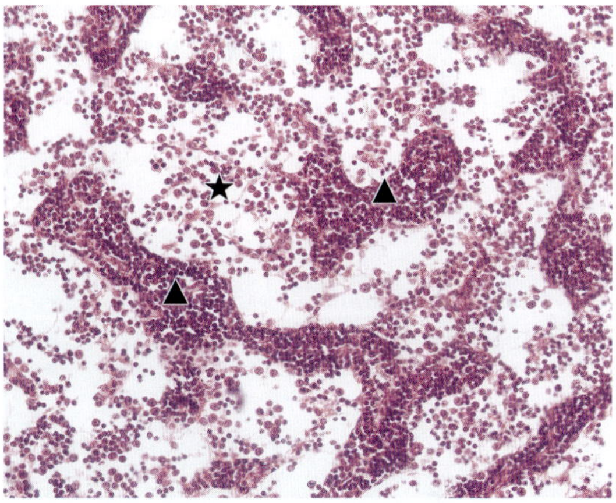

图 11-4　淋巴结髓质（H-E 染色，高倍）
▲ 髓索；★ 髓窦

（二）脾（spleen），H-E 染色

1. 观察要点　白髓，红髓，脾小体，动脉周围淋巴鞘，脾索，脾血窦、脾小梁。

2. 肉眼观察　标本为一实质性器官。大部分染红紫色，为红髓，其中有分散的紫蓝色小团或索状结构，为白髓。

3. 低倍镜及高倍镜观察　脾脏的表面有较厚的致密结缔组织被膜，被膜伸入脾脏实质内，形成小梁，内有小梁动脉、静脉。脾脏的实质由散在的染紫蓝色的团块和条索，即白髓和其间染色较浅的红髓组成（图 11-5）。

（1）被膜和小梁：被膜的结缔组织较厚，被膜外面可见一层扁平上皮，即间皮。被膜的结缔组织伸入实质形成支架结构，称脾小梁（图 11-6）。小梁较粗，呈粉红色的条状或块状，有小梁动脉和小梁静脉穿行。被膜和小梁的结缔组织内含有较多的弹性纤维和少量的平滑肌纤维，无输入淋巴管。

（2）白髓：染紫蓝色，主要由密集的淋巴组织组成，沿中央动脉及其分支分布，由动脉周围淋巴鞘、脾小体（淋巴小结）（图 11-5）和边缘区组成。

1）动脉周围淋巴鞘：脾内的胸腺依赖区。中央有一小动脉即中央动脉，弥散的淋巴细胞围绕在中央动脉的周围，呈长筒鞘状结构，主要由 T 淋巴细胞组成。由于走向不一，可见各种断面。

2）脾小体：脾内的淋巴小结，常位于动脉周围淋巴鞘的一侧，结构同淋巴结内的淋巴小结，有的可见生发中心。由于该处有脾小体，故白髓的直径大于单纯淋巴鞘处，中央动脉及其分支处于偏心位置，居脾小体暗区的一侧，小结帽朝向红髓。

3）边缘区：是白髓周边向红髓移行的区域，淋巴组织较白髓疏松，有中央动脉的侧支末端在此区膨大形成小的血窦，称边缘窦，是血液内的淋巴细胞进入淋巴组织的重要通道。

（3）红髓：范围广，分布于白髓之间及白髓与被膜或脾小梁之间，染色较浅，由脾索和脾血窦组成（图 11-6）。

1）脾索：为密集排列的不规则条索状结构，呈紫红色，相互连接成网，其结构特点是淋巴组织中含有较多淋巴细胞、巨噬细胞及血液的各种有形成分，可见红细胞。

2）脾血窦：位于相邻脾索之间，相互连接成网。脾血窦的形状和大小视血液的充盈程度而异。脾血窦实为形状不规则、扩大的毛细血管，内皮细胞呈长杆状，纵向排列，内皮细胞核呈扁圆形，常凸向腔内，腔内有大量血细胞。

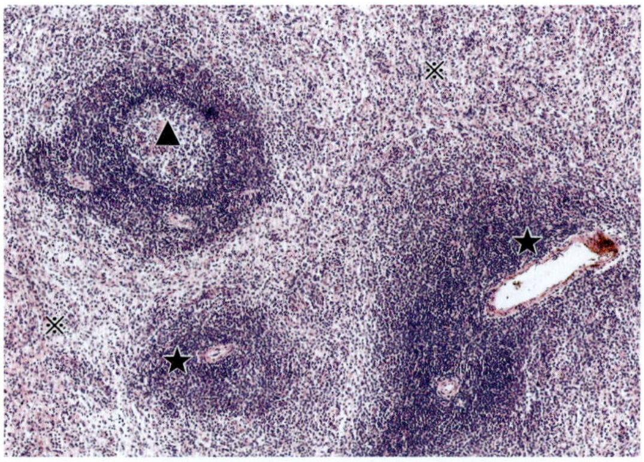

图 11-5 脾（H-E 染色，低倍）
▲ 脾小体，★ 动脉周围淋巴鞘，※ 红髓

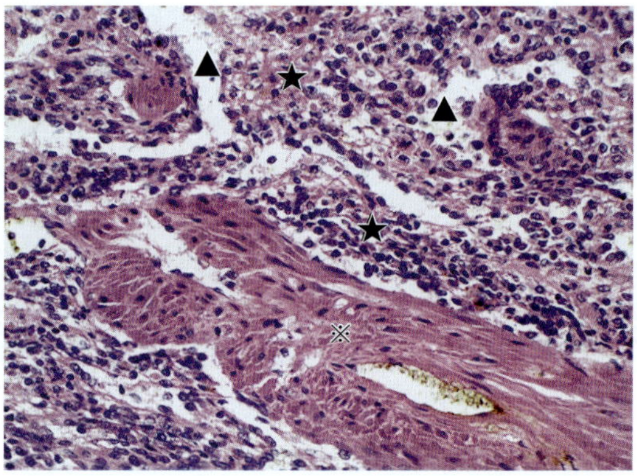

图 11-6 脾红髓（H-E 染色，高倍）
★ 脾索；▲ 脾血窦，※ 脾小梁

（三）胸腺（thymus），H-E 染色

1. 观察要点 胸腺小叶，皮质，髓质，胸腺小体。

2. 肉眼观察 标本由许多紫色小块构成，每个小块中心染色淡，周围染色深，小块之间染淡粉红色处是结缔组织隔。

3. 低倍镜及高倍镜观察 标本外周有薄层结缔组织被膜，并伸入腺实质内，将胸腺（图 11-7）分成许多未完全分隔的胸腺小叶。

小叶周边为染色深的皮质。皮质主要由扁平的被膜下上皮细胞、星状的胸腺上皮细胞和淋巴细胞组成，淋巴细胞多而密集，故皮质着色较深。在皮质浅部的细胞较大，细胞核也大，染色较浅，染色质清楚，核仁明显，细胞较幼稚。皮质中部细胞中等大小。深部为小淋巴细胞。

小叶中央为染色浅的髓质，皮质不完全包被髓质，相邻小叶的髓质彼此相连。与皮质比较，髓质也主要由星状的胸腺上皮细胞和淋巴细胞组成，但由于前者较多而后者较少并且稀疏，故髓质着色较浅。在髓质内还可见大小不等、染红色的圆形结构即胸腺小体，为数层扁平的胸腺小体上皮细胞同心环抱形成（细胞层数不易分辨）。小体外层的细胞有细胞核，呈新月状，小体中心的细胞核退化，细胞质角化，嗜酸性较强（图 11-8）。

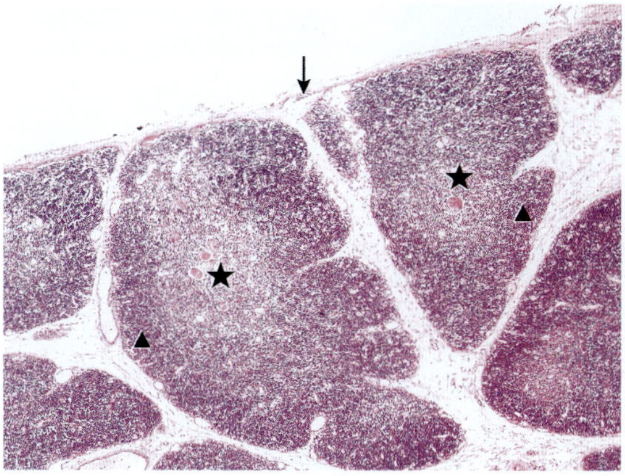

图 11-7 胸腺（H-E 染色，低倍）
↓ 被膜；▲ 皮质；★ 髓质

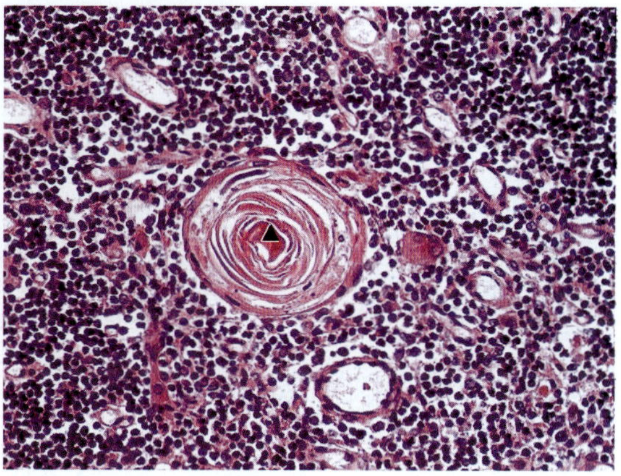

图 11-8 胸腺髓质（H-E 染色，高倍）
▲ 胸腺小体

二、示教切片

（一）腭扁桃体（palatine tonsil），H-E 染色

1. 观察要点 上皮，隐窝，淋巴小结。

2. 肉眼观察 标本为实质性器官，一侧为扁桃体的咽腔面，紫蓝色部分为上皮，上皮下淋巴组织着色深；其咽壁侧是粉红色的被膜。

3. 低倍镜及高倍镜观察

（1）上皮：为未角化复层扁平上皮，上皮向固有层凹陷形成隐窝。隐窝上皮内可见许多淋巴细胞。

（2）固有层：位于上皮深面和隐窝周围，可见密集分布的淋巴小结和弥散淋巴组织，淋巴小结可有生发中心。弥散淋巴组织中可见毛细血管后微静脉。

（3）被膜：在淋巴组织的深面是结缔组织被膜。被膜外有黏液腺，其导管的被膜开口于隐窝的底部（图 11-9）。

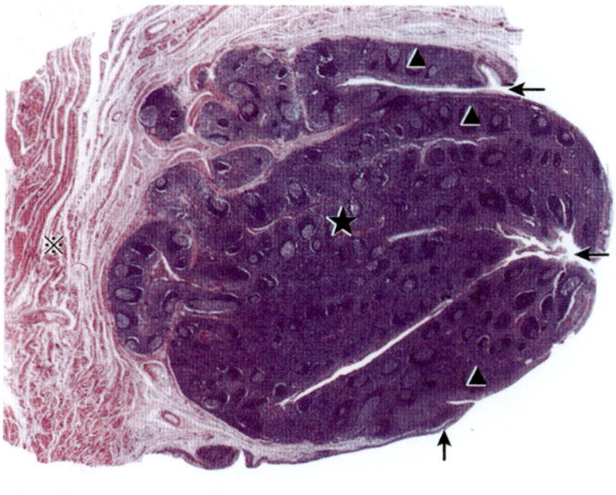

图 11-9 腭扁桃体（H-E 染色，低倍）
← 隐窝；↑ 复层扁平上皮；★ 固有层；※ 被膜；
▲ 淋巴小结

（二）脾血窦（splenic sinusoid），扫描电镜

内皮细胞呈杆状，可见巨噬细胞（图 11-10）。

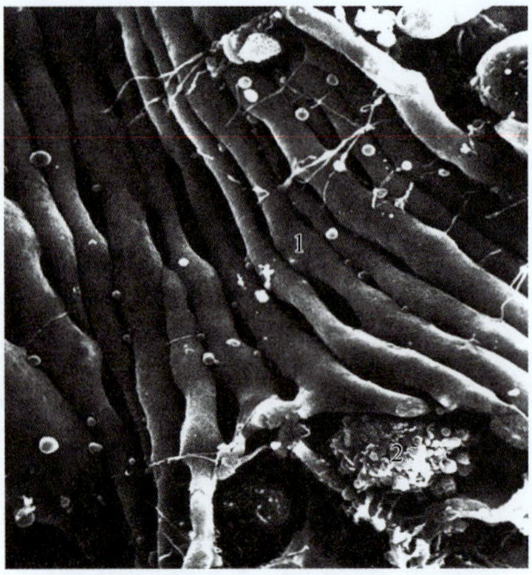

图 11-10 脾血窦扫描电镜图
1 内皮细胞；2 巨噬细胞

【思考题】

1. 简述单核吞噬细胞系统的定义、细胞来源、组成和分布。
2. 试述胸腺皮、髓质的结构特点。
3. 联系功能比较脾脏和淋巴结的光镜结构特点。

（韩 艺）

第十二章　内分泌系统（Endocrine System）

【目的要求】

1. 掌握：甲状腺、肾上腺皮质和垂体远侧部的光镜结构特点。
2. 熟悉：肾上腺髓质的光镜结构特点。
3. 了解：神经垂体、甲状旁腺的光镜结构特点。

【实验内容】

一、观察切片

（一）甲状腺（thyroid gland），H-E 染色

1. 观察要点　甲状腺滤泡，滤泡上皮细胞，滤泡旁细胞。
2. 肉眼观察　标本为红色的团块。
3. 低倍镜及高倍镜观察　表面被覆薄层结缔组织被膜，实质由大量甲状腺滤泡和滤泡之间富含毛细血管的结缔组织组成。

（1）甲状腺滤泡：大小不等，呈圆形、椭圆形或不规则形，主要由单层的滤泡上皮细胞围成，滤泡腔内含粉红色胶状物质（图 12-1）。

（2）滤泡上皮细胞：滤泡上皮细胞因功能状态不一而呈矮柱、立方或扁平状。细胞质嗜碱性，细胞核为圆形。

（3）滤泡旁细胞：数量少，单个或成群地嵌在滤泡上皮细胞之间或散在于滤泡间的结缔组织中，胞体较大、形状不规则，呈椭圆形或多边形，细胞核较大呈圆形，细胞质染色浅（图 12-2）。

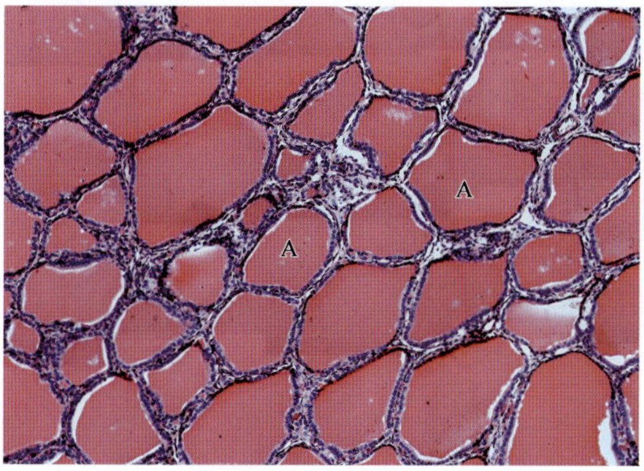

图 12-1　甲状腺（H-E 染色，低倍）
A 甲状腺滤泡

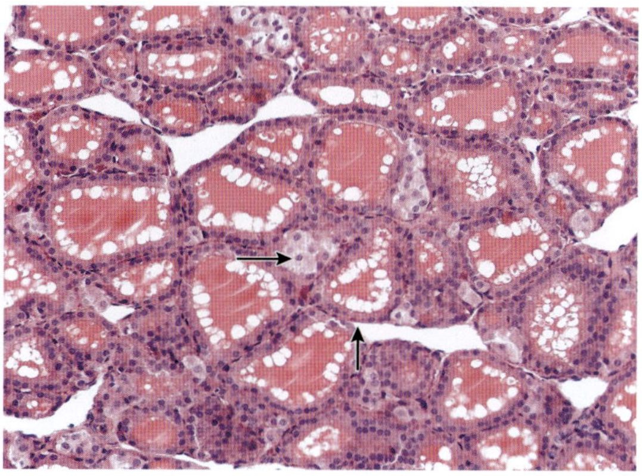

图 12-2　甲状腺（H-E 染色，高倍）
→ 滤泡上皮细胞；↑ 滤泡旁细胞

（二）肾上腺（adrenal gland），H-E 染色、重铬酸钾染色

1. 观察要点　肾上腺皮质三带：球状带、束状带、网状带，肾上腺髓质。

2. 肉眼观察 标本为三角形或不规则形，中间染色浅的区域为髓质，周边染红色的区域为皮质。

3. 低倍镜及高倍镜观察 表面被覆结缔组织被膜，实质分为周围的皮质和中央的髓质，由大量腺细胞组成，腺细胞之间有少量结缔组织、丰富的窦状毛细血管（图 12-3）。

（1）皮质：厚，按腺细胞的排列方式由浅至深可分为三带（图 12-4、图 12-5）。

1）球状带：较薄，位于近被膜处，细胞排列成团，细胞核染色深，细胞质呈弱嗜酸性，脂滴少。

2）束状带：最厚，位于球状带和网状带之间，细胞排列成条索状。细胞核浅染，细胞质染色浅，富含脂滴，呈泡沫样。

3）网状带：位于近髓质处，细胞索交错连接成网状，细胞质染成红色。

（2）髓质：位于腺体中央部分，染色浅或带棕黄色。髓质细胞较大呈多边形，界线不清，排列成团、成束或索网状。细胞核较大，圆形，染色较浅（图 12-5）。细胞质内含有棕黄色的嗜铬颗粒，故又称嗜铬细胞。因死后改变，嗜铬颗粒不清，细胞质呈弥散性染色（图 12-6）。

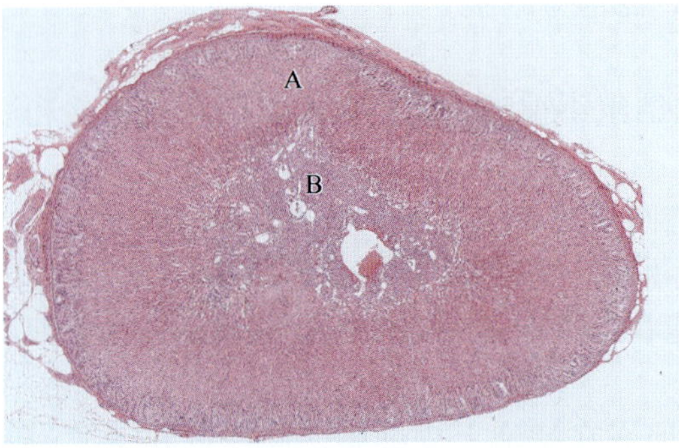

图 12-3 肾上腺（H-E 染色，低倍）
A 皮质；B 髓质

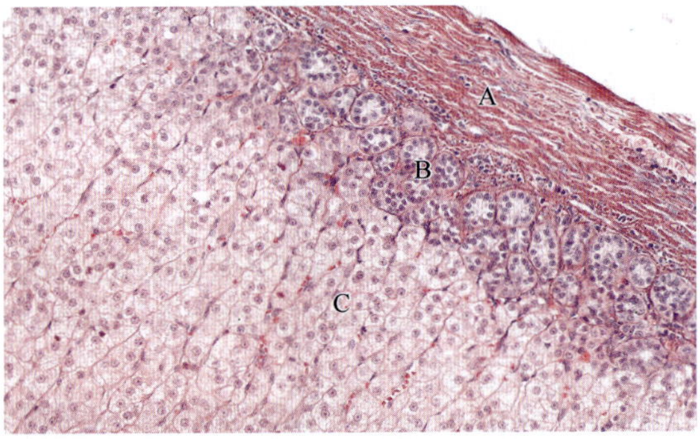

图 12-4 肾上腺 1（H-E 染色）
A 被膜；B 球状带；C 束状带

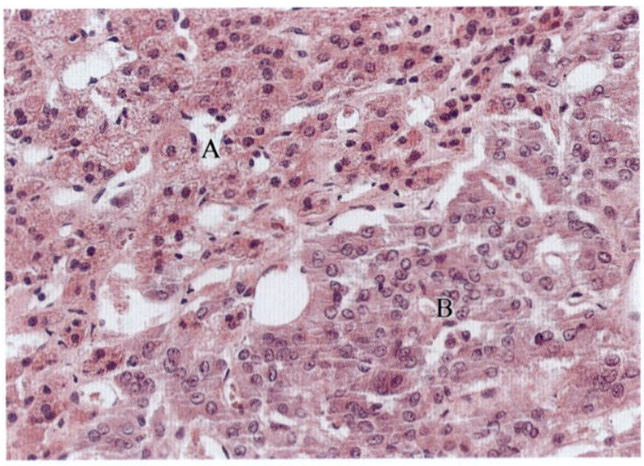

图 12-5 肾上腺 2（H-E 染色）
A 网状带；B 髓质

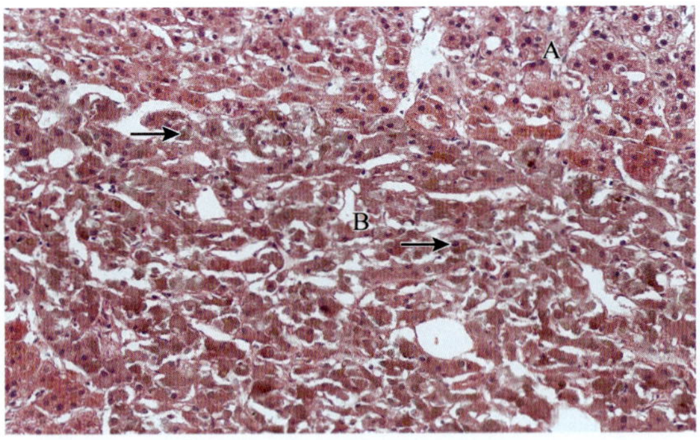

图 12-6 肾上腺（重铬酸钾染色）
A 网状带；B 髓质；→ 嗜铬细胞

（三）垂体（hypophysis），H-E 染色

1. 观察要点 嗜酸性细胞，嗜碱性细胞，嫌色细胞，血窦。

2. 肉眼观察 标本大部分为染成红色的块状物，其为腺垂体的远侧部，染成粉红色的部分为垂体的神经部，两者之间的狭窄部分为腺垂体的中间部（有的标本未切到神经部和中间部）。

3. 低倍镜及高倍镜观察　脑垂体表面有结缔组织构成的被膜。

（1）远侧部：体积较大，腺细胞排列成团。腺细胞间有丰富的血窦和少量的结缔组织。根据细胞质染色不同可将腺细胞分为三种（图 12-7）。

1）嗜碱性细胞：细胞最大，圆形、卵圆形或多边形；细胞核圆，细胞质嗜碱性，染蓝色或紫红色。

2）嗜酸性细胞：细胞较大，圆形或卵圆形；细胞核圆，细胞质嗜酸性，染红色。

3）嫌色细胞：细胞最小，数量最多，常分界不清。细胞核圆，细胞质染色很淡。

（2）中间部：是位于远侧部和神经部之间的狭窄区域。主要由一些大小不等的滤泡组成，滤泡细胞呈单层立方状或柱状，腔内含红色胶状物质。此外，还有嫌色细胞和嗜碱性细胞等。

（3）神经部：由大量无髓神经纤维、神经胶质细胞、丰富的窦状毛细血管和少量结缔组织组成（图 12-8）。

1）无髓神经纤维：细，染淡红色，是下丘脑视上核和室旁核的大型神经内分泌细胞的轴突。偶尔可见染浅红色呈团块状的赫林体，其大小不等，位于无髓神经纤维及其末梢内。

2）神经胶质：有垂体细胞、星形胶质细胞和小胶质细胞等，但只见细胞核为圆形或椭圆形，细胞质不清，不易区分种类。

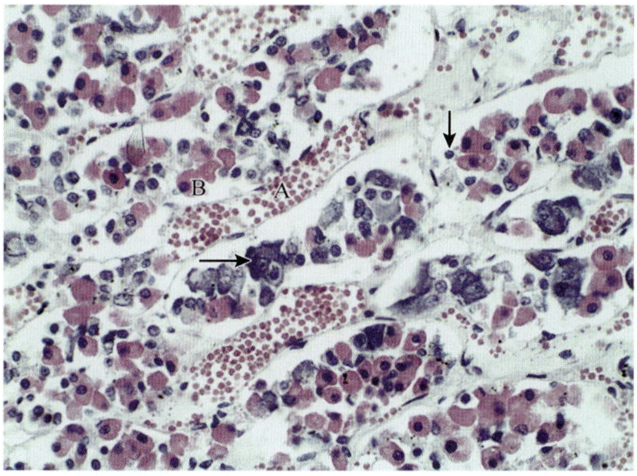

图 12-7　垂体 1（H-E 染色，高倍）
A 血窦；B 嗜酸性细胞；→ 嗜碱性细胞；↓ 嫌色细胞

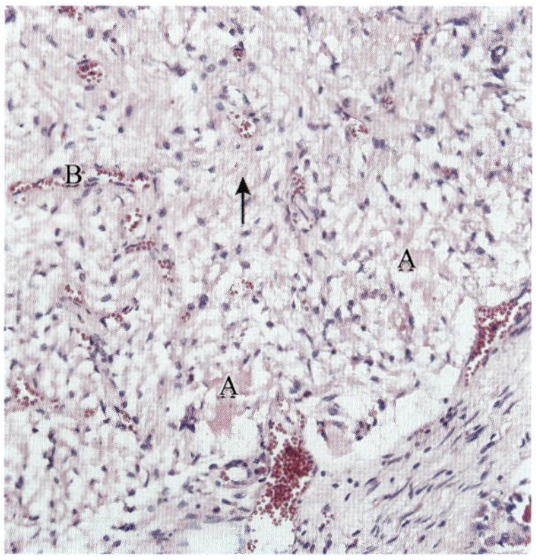

图 12-8　垂体 2（H-E 染色，高倍）
A 赫林体；B 血窦；↑ 无髓神经纤维

二、示教切片

甲状旁腺（parathyroid gland），H-E 染色

1. 观察要点　主细胞，嗜酸性细胞。

2. 肉眼观察　标本为红色团块状。

3. 低倍镜及高倍镜观察　标本表面有结缔组织被膜。小叶主要由大量排列成索、团状的腺细胞组成，还有少量结缔组织和丰富的毛细血管。腺细胞有以下两类（图 12-9）。

（1）主细胞：数量最多，圆形或多边形，核大而圆，细胞质染色淡。

（2）嗜酸性细胞：数量少，细胞较大，单个或成群出现。细胞质有大量嗜酸性颗粒，染红色，核相对较小而染色深。

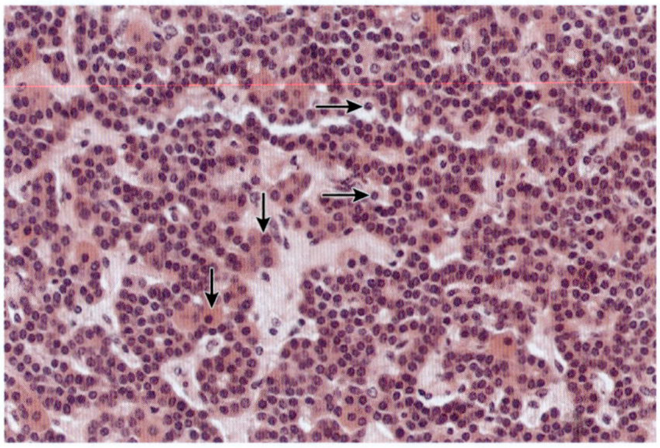

图 12-9 甲状旁腺（H-E 染色，高倍）
→ 主细胞；↓ 嗜酸性细胞

【思考题】

1. 试述内分泌腺的共同特点。
2. 列表比较两类内分泌细胞的结构特点。
3. 试述甲状腺、肾上腺的结构和功能。
4. 简述下丘脑与垂体的关系。

（邹礼乐）

第十三章　消化管（Digestive Tract）

【目的要求】

1. 掌握：消化管壁的一般结构；胃黏膜层和小肠黏膜层的光镜结构特点。

2. 熟悉：食管的光镜结构特点；大肠黏膜层的光镜结构特点。

3. 了解：阑尾的光镜结构特点。

【实验内容】

一、观察切片

（一）食管（esophagus），H-E 染色

1. 观察要点　管壁层次及各层特殊结构（如复层扁平上皮、纵行黏膜肌、食管腺等）。

2. 肉眼观察　管腔呈不规则形，管壁由内向外依次为染紫红色的黏膜、浅红色的黏膜下层、红色的肌层和浅红色的外膜。黏膜和黏膜下层共同突向管腔形成隆起，即皱襞。

3. 低倍镜及高倍镜观察　低倍镜下首先由内向外依次区分食管管壁的四层结构，然后高倍镜下依次识别每层特殊结构（图 13-1）。

（1）黏膜：由内向外分为三层。

1）上皮：为未角化的复层扁平上皮。

2）固有层：为结缔组织，含有血管、淋巴管和食管腺的导管。

3）黏膜肌层：为一薄层纵行平滑肌。

（2）黏膜下层：为疏松结缔组织，含血管、淋巴管、神经和食管腺。食管腺是黏液性腺，导管穿过黏膜层开口于管腔面。

（3）肌层：由内环、外纵两层肌组织组成。注意，食管各段该层肌组织的类型不同，可根据该层肌组织类型判断此标本取自于食管的哪一段。

（4）外膜：为薄层疏松结缔组织构成的纤维膜。

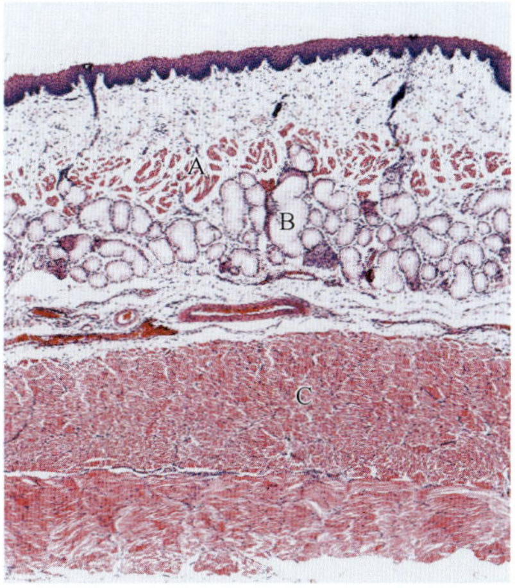

图 13-1　食管（H-E 染色，高倍）
A 黏膜肌；B 食管腺；C 肌层

（二）胃（stomach），H-E 染色

1. 观察要点　胃小凹，胃底腺，主细胞，壁细胞。见图 13-2、图 13-3。

2. 肉眼观察　黏膜染紫蓝色，由内向外依次为浅红色的黏膜下层、红色的肌层和染色浅的外膜。

3. 低倍镜观察　分清管壁四层结构，然后重点观察黏膜层。

（1）黏膜：由内向外分为三层。

1）上皮：为单层柱状上皮，主要由表面黏液细胞组成，表面黏液细胞呈柱状，椭圆

形的细胞核位于细胞基底部，顶部细胞质充满黏原颗粒，呈浅染的透明区。上皮向下凹陷形成胃小凹，镜下可见胃小凹的各种断面。

2）固有层：为结缔组织，含血管、淋巴组织、散在的平滑肌细胞和大量的胃底腺。胃底腺为单管状腺，可分为颈、体、底三部分。

3）黏膜肌层：薄，由内环、外纵两层平滑肌组成。

（2）黏膜下层：为疏松结缔组织，含较大的血管、淋巴管及黏膜下神经丛，黏膜下神经丛由数个神经细胞和无髓神经纤维组成。

（3）肌层：较厚，由内斜行、中环行和外纵行的平滑肌组成。

（4）外膜：为浆膜，由疏松结缔组织和表面覆盖的间皮构成。

4. 高倍镜观察 主要观察胃底腺内的主细胞、壁细胞。

（1）壁细胞：又称泌酸细胞，在胃底腺的颈部和体部较多，细胞较大，呈圆形或三角形，细胞核圆而深染，常有双核，居细胞中央。细胞质嗜酸性，染为红色。

（2）主细胞：又称胃酶细胞，数量多，在胃底腺的体部和底部较多。细胞呈柱状。细胞核圆形，位于基底部。细胞质基部呈强嗜碱性，染为蓝色，细胞顶部的小空泡是酶原颗粒被溶解所致。

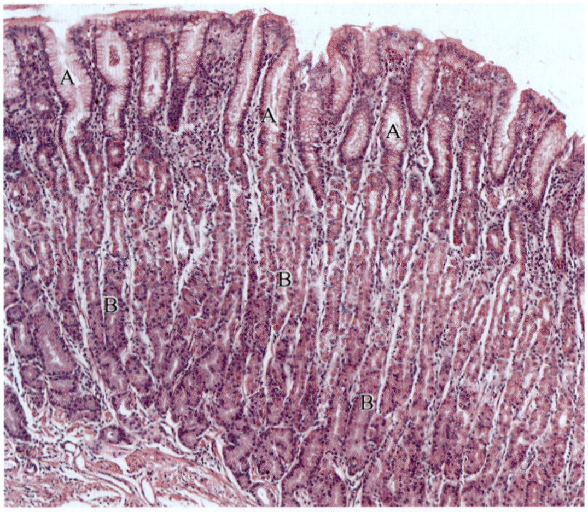

图 13-2 胃（H-E 染色，低倍）
A 胃小凹；B 胃底腺

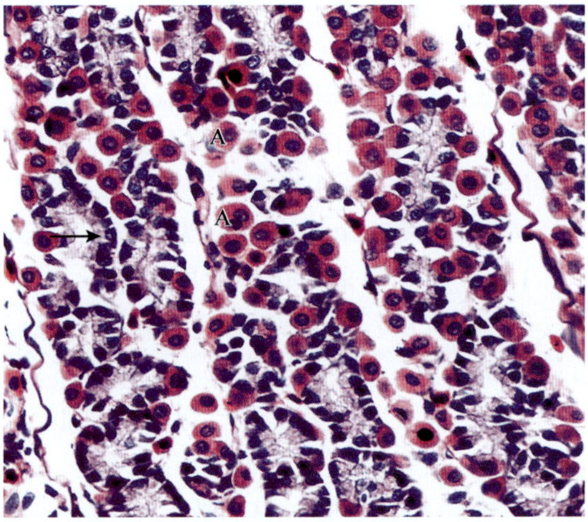

图 13-3 胃底腺（H-E 染色，高倍）
A 壁细胞；→ 主细胞

（三）小肠（small intestine），H-E 染色

1. 观察要点 小肠绒毛，小肠腺，中央乳糜管。见图 13-4、图 13-5。

2. 肉眼观察 黏膜染紫红色，向外依次为黏膜下层、肌层及外膜。肌层染色较红，而黏膜和黏膜下层呈浅红色。黏膜和黏膜下层共同向管腔内突起形成环状皱襞。

第十三章 - 二维码 9：小肠

3. 低倍镜及高倍镜观察

（1）黏膜

1）上皮：为单层柱状上皮，主要由柱状的吸收细胞构成，含少量的杯状细胞。游离面有薄层染红色发亮线状结构，为纹状缘。

2）固有层：为结缔组织，含大量小肠腺、丰富的毛细血管、毛细淋巴管、神经、散在的平滑肌细胞及淋巴组织。

小肠绒毛：为上皮和固有层共同凸向肠腔形成的突起，游离在肠腔内的团状结构是绒毛的横切面。

中央乳糜管：位于绒毛的中央，管腔较大，由单层内皮构成，实为毛细淋巴管。

小肠腺：为单管状腺，开口于相邻的绒毛之间，腺上皮与绒毛上皮相连，细胞构成与小肠上皮相似，小肠腺底部有成群分布的潘氏细胞，在标本上不易看到。

3）黏膜肌层：为内环、外纵两薄层平滑肌。

（2）黏膜下层：为疏松结缔组织，含较大的血管、淋巴管及黏膜下神经丛。

（3）肌层：为内环行、外纵行两层平滑肌，两层肌之间的结缔组织内可见肌间神经丛。

（4）外膜：为薄层疏松结缔组织和间皮构成的浆膜。

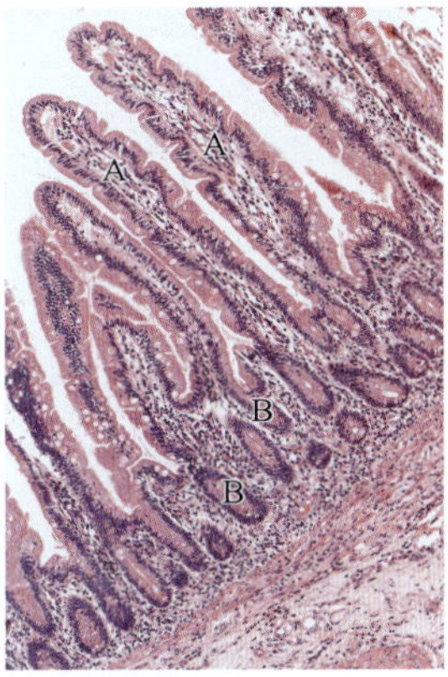

图 13-4　小肠（H-E 染色）
A 小肠绒毛；B 小肠腺

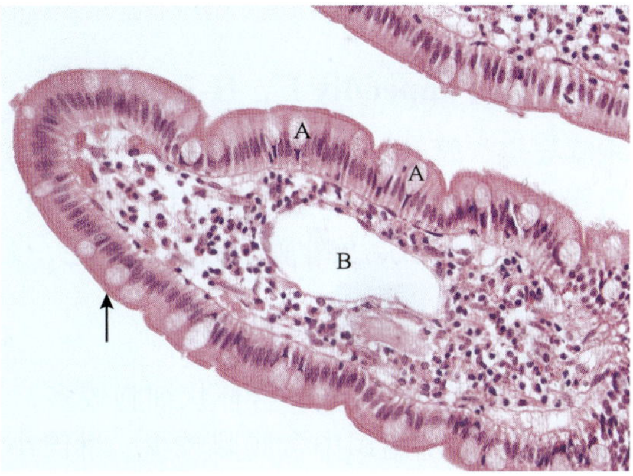

图 13-5　小肠（H-E 染色，高倍）
A 杯状细胞；B 中央乳糜管；↑ 纹状缘

（四）结肠（colon），H-E 染色

1. 观察要点　结肠腺（图 13-6）。

2. 肉眼观察　肠壁的黏膜染蓝紫色，向外依次为黏膜下层、肌层及外膜。黏膜和部分黏膜下层向肠腔内的突起为半环行皱襞的断面，肌层局部的膨大为结肠带。

3. 低倍镜及高倍镜观察

（1）黏膜：无绒毛。由内向外分为三层。

1）上皮：为单层柱状上皮，含较多的杯状细胞。

2）固有层：含大量结肠腺和较多淋巴组织。结肠腺为单管状腺，长而直，开口于黏膜表面。结肠腺内无潘氏细胞。

3）黏膜肌层：为内环行、外纵行两层平滑肌。

（2）黏膜下层：疏松结缔组织，含较大的血管、神经、淋巴管及脂肪细胞。

（3）肌层：为内环行和外纵行两层平滑肌。

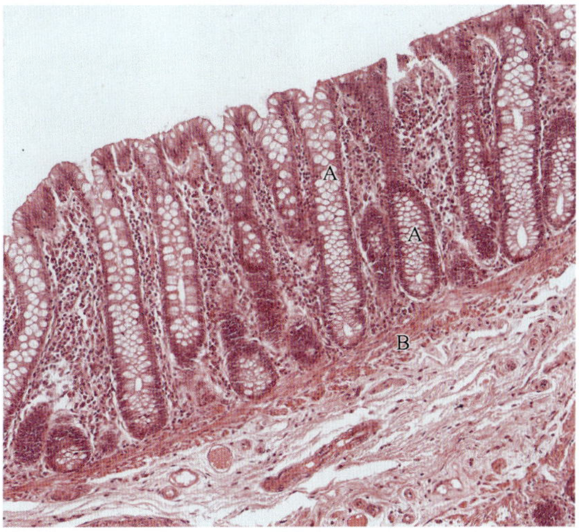

图 13–6　结肠（H-E 染色）
A 结肠腺；B 黏膜肌

（4）外膜：为纤维膜或浆膜。

二、示教切片

（一）十二指肠（duodenum），H-E 染色

1. 观察要点 十二指肠腺（图 13-7）。

2. 肉眼观察 黏膜染紫红色，向外依次为黏膜下层、肌层及外膜。肌层染色较红，而黏膜下层和外膜呈浅红色。黏膜和黏膜下层向管腔内突起形成环状皱襞。

3. 低倍镜和高倍镜观察 十二指肠的管壁结构与空肠基本相同。其绒毛密而高，形如叶状。重点观察黏膜下层的十二指肠腺，为黏液性腺，腺细胞细胞质染色浅，细胞核扁平，位于细胞基底部。

（二）阑尾（appendix），H-E 染色

1. 观察要点 管壁分层及各层特征（图 13-8）。

2. 肉眼观察 阑尾的横切面为管状，腔较小，可见内容物填充。管壁由内向外分为黏膜层、黏膜下层、肌层及外膜。腔面无绒毛、无皱襞。

3. 低倍镜及高倍镜观察

（1）黏膜

1）上皮：单层柱状上皮，含杯状细胞较多，上皮常脱落不完整。

2）固有层：结缔组织中含肠腺较少，淋巴小结和弥散淋巴组织发达，常突破黏膜肌与黏膜下层的淋巴组织相连。

3）黏膜肌层：较薄，常常不完整。

（2）黏膜下层：有丰富的淋巴组织。

（3）肌层：较薄，为内环行和外纵行两层平滑肌。

（4）外膜：为浆膜。

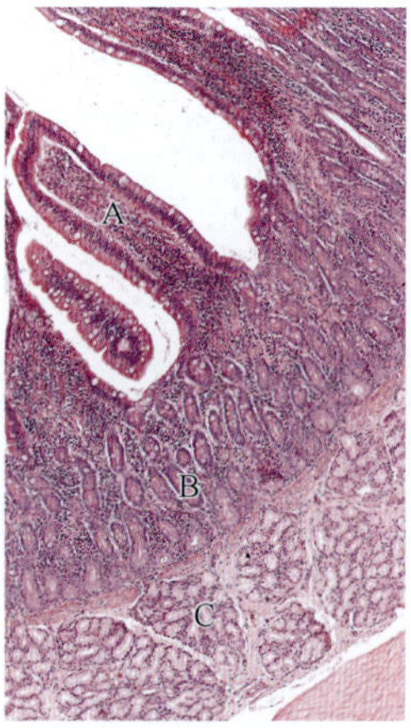

图 13-7 十二指肠（H-E 染色）
A 小肠绒毛；B 小肠腺；C 十二指肠腺

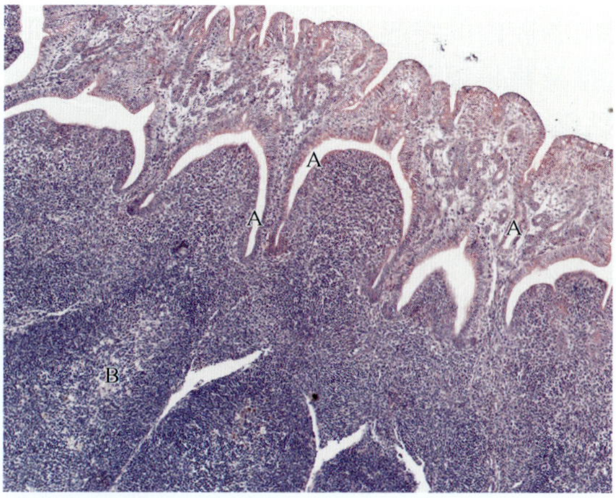

图 13-8 阑尾（H-E 染色，低倍）
A 结肠腺；B 淋巴小结

【思考题】

1. 试述消化管管壁的一般结构。
2. 列表比较胃和小肠黏膜层的结构特点。
3. 比较胃底腺壁细胞和主细胞的光镜、电镜结构及功能。
4. 简述小肠绒毛的结构及功能。

（邹礼乐）

第十四章　消化腺（Digestive Gland）

【目的要求】

1. 掌握：浆液性腺、黏液性腺和混合性腺的光镜结构特点；胰腺和肝脏的光镜结构。
2. 熟悉：唾液腺的一般结构特点。
3. 了解：胆囊的结构特点。

【实验内容】

第十四章 - 二维码
10：肝

一、切片观察

（一）肝脏（liver），H-E 染色

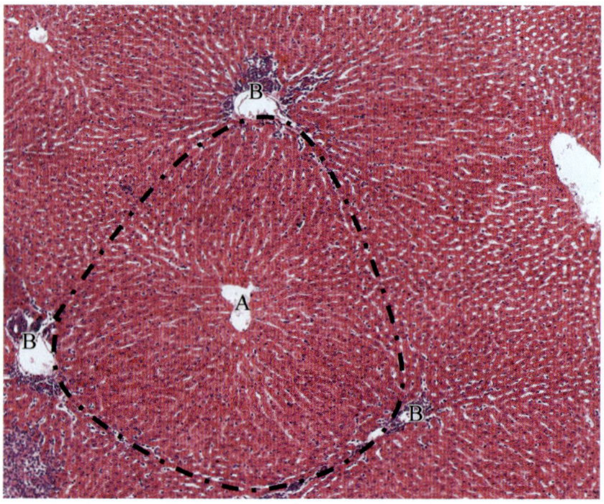

图 14-1　肝脏（H-E 染色，低倍）
虚线内示肝小叶；A 中央静脉；B 门管区

1. 观察要点　肝小叶，中央静脉，肝索，肝血窦，肝巨噬细胞，肝门管区。

2. 肉眼观察　标本呈红色块状，紫红色处为实质，染色浅处为门管区。

3. 低倍镜观察　在肝实质中寻找中央静脉，其腔较大，一般为圆形或不规则形，四周有放射状排列的肝细胞索。由中央静脉沿肝细胞索向四周观察，可找到结缔组织较多的地方，其内可见血管及单层立方上皮构成的小叶间胆管，此处为门管区。几个相邻门管区范围内肝实质为一个肝小叶（图 14-1）（注意：人的肝小叶常连成一片，分界不清）。

4. 高倍镜观察（图 14-2、图 14-3）

（1）中央静脉：位于肝小叶的中轴，管腔较大，管壁薄且不完整，可见血窦的开口。

（2）肝索：从中央静脉向四周观察，有呈放射状排列的肝细胞索，切面上肝细胞索的分支吻合成网。肝细胞大，呈多边形，细胞间分界清楚，细胞质染红色，其间可见一些散在的嗜碱性颗粒。核圆形，位于细胞中央，染色浅，可见核仁，有的细胞可有两个核。

（3）肝血窦：为位于肝索之间的不规则裂隙，与中央静脉相通。肝血窦的腔较大且不规则，内有血细胞，窦壁由内皮细胞组成。切片见内皮细胞多为梭形，核扁圆形。在血窦腔内，除染红色的血细胞外，还可见一种体积较大、形态不规则、核多为卵圆形、细胞质染色较红的细胞，为肝巨噬细胞，又称库普弗细胞。

（3）肝门管区：是位于相邻肝小叶之间的疏松结缔组织，含三种管道。

1）小叶间动脉：为肝动脉分支，管径较小，管壁较厚。

2）小叶间静脉：为门静脉的分支，管径大，壁薄，腔较大。

3）小叶间胆管：管壁由单层立方上皮或单层柱状上皮构成，细胞排列较紧密，细胞

核着色较深。

（4）小叶下静脉：肝小叶间的结缔组织内如仅含一条小静脉，且管径较中央静脉大，管壁完整，即为中央静脉汇合后形成的小叶下静脉。

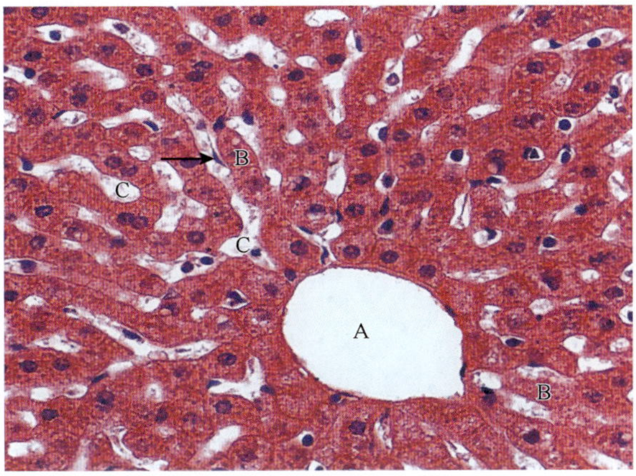

图 14-2　肝脏（H-E 染色，高倍）
A 中央静脉；B 肝索；C 肝血窦；→ 血窦内皮

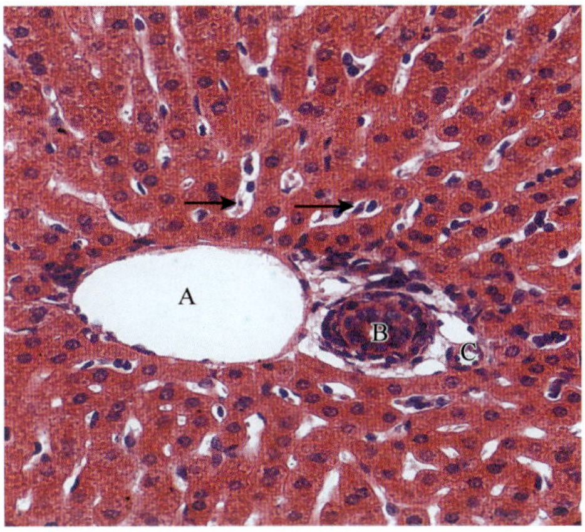

图 14-3　肝门管区（H-E 染色，高倍）
A 小叶间静脉；B 小叶间胆管；C 小叶间动脉；→ 巨噬细胞

（二）胰腺（pancreas），H-E 染色

1. 观察要点　浆液性腺泡，泡心细胞，闰管，胰岛。

2. 肉眼观察　胰腺由许多紫红色小块，即胰腺小叶组成。

3. 低倍镜观察　胰腺表面有薄层结缔组织被膜，被膜伸入腺体内将腺分为许多胰腺小叶，小叶间结缔组织较少，故分界不明显。小叶内有许多紫红色的细胞团（浆液性腺泡）及单层立方上皮构成的管道，两者组成胰腺的外分泌部。腺泡间可见散在的大小不等的浅染的细胞团，为胰腺的内分泌部，即胰岛（图 14-4）。

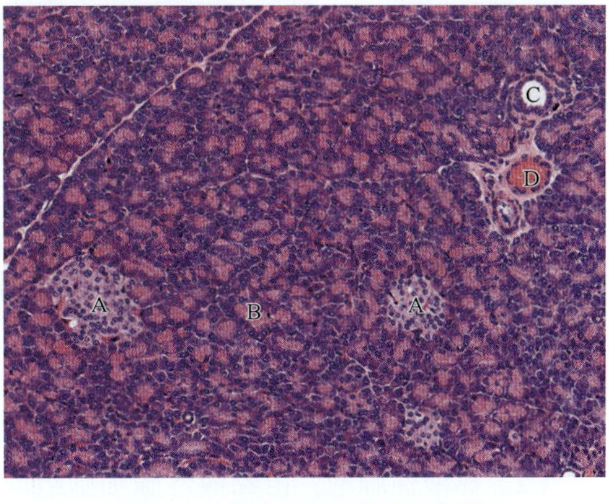

图 14-4　胰腺（H-E 染色，低倍）
A 胰岛；B 浆液性腺泡；C 小叶内导管；D 小叶间导管

4. 高倍镜观察（图 14-5、图 14-6）

（1）浆液性腺泡：由锥体形的浆液性细胞组成，细胞核呈圆形，染紫色，位于基底部，细胞质基部嗜碱性，着紫蓝色，顶部细胞质内充满嗜酸性的颗粒。腺泡腔小而不规则，中央常见几个染色较浅的细胞，即泡心细胞。泡心细胞小，细胞质染色很浅，不易看见，常见其细胞核。

（2）闰管：闰管管径很细，管腔小，管壁薄，由单层扁平或单层低立方上皮组成，与泡心细胞相连，向外续连小叶内导管。小叶内导管管径较粗，管壁为单层立方上皮。小叶间的结缔组织内有由单层立方上皮或单层柱状上皮形成的小叶间导管。

（3）胰岛：为染色浅、大小不等、形态不一的细胞团，周围由少量结缔组织与腺泡分隔。胰岛细胞多呈索状或团状排列，细胞呈圆形、椭圆形或多边形。细胞核圆，位于细胞中央。细胞质一般染浅红色。H-E 染色不能区分细胞的种类。在胰岛细胞团、索之间可见较多的毛细血管。

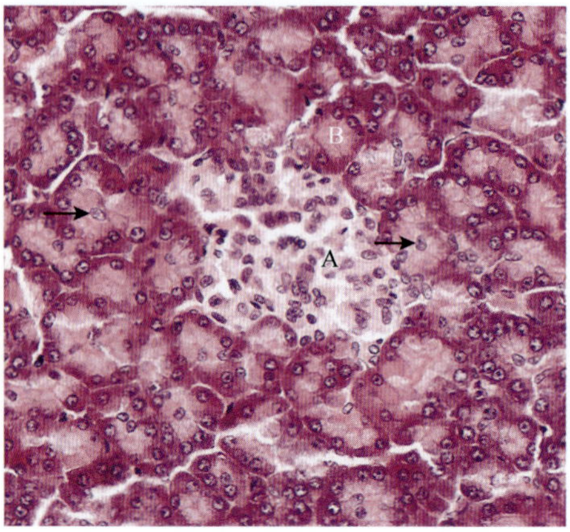

图 14-5　胰腺 1（H-E 染色，高倍）
A 胰岛；B 浆液性腺泡；→ 泡心细胞

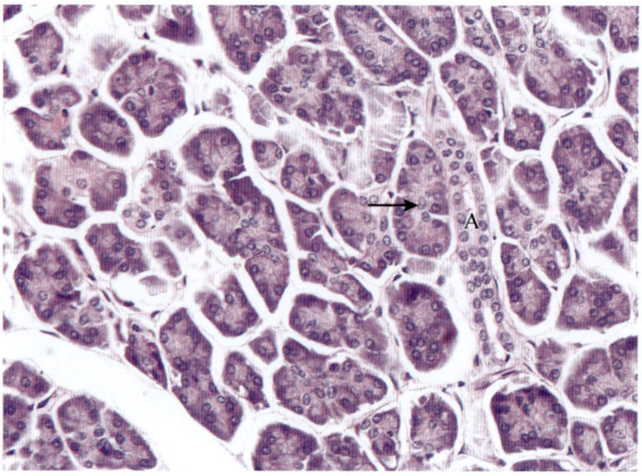

图 14-6　胰腺 2（H-E 染色，高倍）
A 闰管；→ 泡心细胞

（三）下颌下腺（submandibular gland），H-E 染色

1. 观察要点　浆液性腺泡，黏液性腺泡，混合性腺泡，腺半月，纹状管。见图 14-7。

2. 肉眼观察　标本呈许多不规则的紫红色小块。

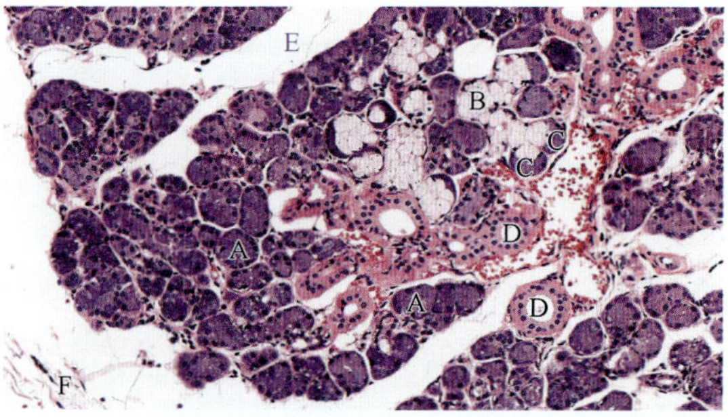

图 14-7　下颌下腺（H-E 染色，高倍）
A 浆液性腺泡；B 黏液性腺泡；C 腺半月；D 纹状管；E 结缔组织间隔；F 被膜

3. 低倍镜及高倍镜观察　腺的表面有薄层结缔组织被膜，伸入腺内将腺分为一些不规则的小叶。小叶内含有大量的腺泡、导管及少量结缔组织。下颌下腺为复管泡状的混合性腺。其中黏液性及混合性腺泡较少，浆液性腺泡较多。

（1）浆液性腺泡：由浆液性腺细胞组成，数量多，细胞质着色较深，腺细胞与基膜间有肌上皮细胞。浆液性腺细胞呈圆锥形，细胞核呈椭圆形，位于基底部，腮腺仅见此种腺泡。

（2）黏液性腺泡：由黏液性腺细胞组成，数量较少，细胞呈锥形或高柱状，细胞质染蓝色或呈空网状，核扁圆形靠近基底部。

（3）混合性腺泡：数量较少，由两种腺细胞共同组成，常见黏液性腺泡的基底面有几个浆液性腺细胞呈半月状附着。

（4）导管：由小至大为闰管、纹状管、小叶间导管及总导管。闰管位于小叶内，较短，结构同胰腺闰管。纹状管（分泌管）也位于小叶内，管腔较大，管径较粗，管壁由单层高柱状上皮组成，其柱状细胞细胞质嗜酸性较强，染红色，核圆形，位于细胞上部，基底面可见基底纵纹。小叶间导管位于小叶间结缔组织内，管壁为单层高柱状、假复层柱状或复层柱状上皮，逐级汇合形成总导管。其末端上皮为复层扁平上皮，与口腔上皮相连。

（四）胆囊（gallbladder），H-E 染色

1. 观察要点　单层柱状上皮，皱襞，黏膜窦。见图 14-8。

2. 肉眼观察　标本为一管腔器官或呈条状，染紫色者为黏膜，染红色的为胆囊壁的其他部分。

3. 低倍镜及高倍镜观察

（1）黏膜：由单层柱状上皮和结缔组织固有层组成。黏膜突出形成许多高矮不一的皱襞，皱襞之间有由上皮下陷形成的黏膜窦，有时切面上呈封闭的腔。

（2）肌层：由内纵行、外环行的平滑肌组成，但较稀疏，排列不规则。

（3）外膜：较厚，大部分为浆膜，与肝附着处为纤维膜。

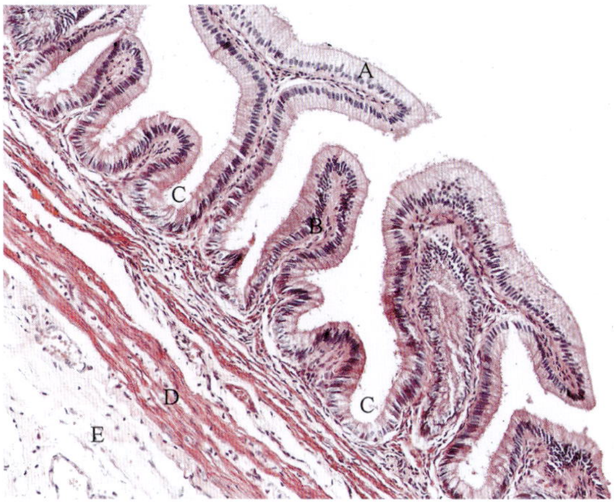

图 14-8　胆囊（H-E 染色，高倍）
A 单层柱状上皮；B 皱襞；C 黏膜窦；D 肌层；E 外膜

二、示教切片

胆小管（bile canaliculi），肝脏切片，硝酸银染色，可见胆小管很细，呈棕黑色，相互连接成网（图 14-9）。

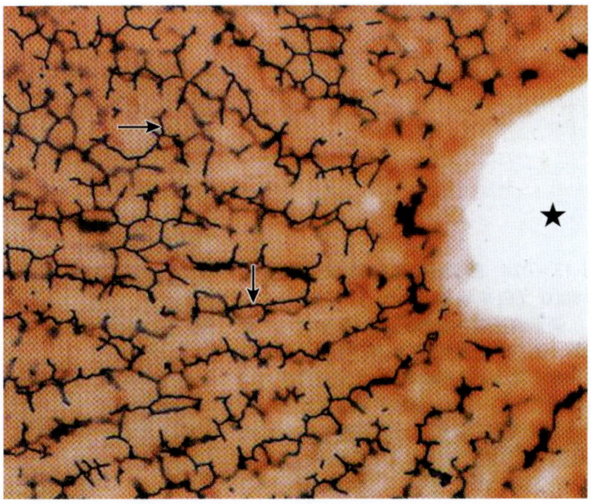

图 14-9　肝（硝酸银染色，高倍）
★ 中央静脉；↓ 胆小管

【思考题】

1. 名词解释：胰岛、窦周隙。

2. 描述肝小叶的形态、结构。

（梅欣明）

第十五章　泌尿系统（Urinary System）

【目的要求】

1. 掌握：肾小体、肾小管各段、集合小管的光镜结构；近曲小管上皮细胞、滤过屏障的超微结构。

2. 熟悉：球旁复合体各部分的结构特点。

3. 了解：膀胱、输尿管的光镜结构。

【实验内容】

一、观察切片

第十五章 - 二维码 11：肾

（一）肾（kidney），H-E 染色

1. 观察要点　肾小体，近曲小管，远曲小管，近直小管，远直小管，集合管，致密斑。

2. 肉眼观察　肾是实质性器官，标本呈扇形或长方形。一侧圆凸，边缘部染色较深呈紫红色，为皮质。其深面是染色较浅的呈倒三角形的肾锥体，又称髓质。

3. 低倍镜及高倍镜观察　肾表面有致密结缔组织形成的被膜。肾实质由大量的泌尿小管组成，小管间是由结缔组织构成的间质。

（1）皮质：包括皮质迷路和髓放线两部分，皮质迷路内可见许多球形小体，即肾小体，相邻皮质迷路之间有许多纵切的泌尿小管，为髓放线（图 15-1、图 15-2）。

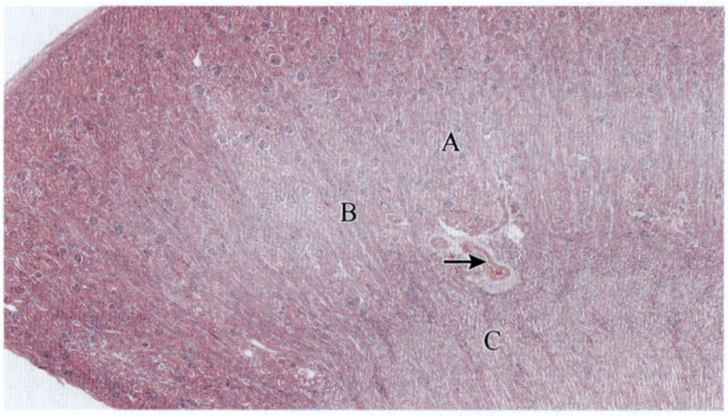

图 15-1　肾脏（H-E 染色，低倍）
A 皮质迷路；B 髓放线；C 肾锥体；→ 弓形动脉

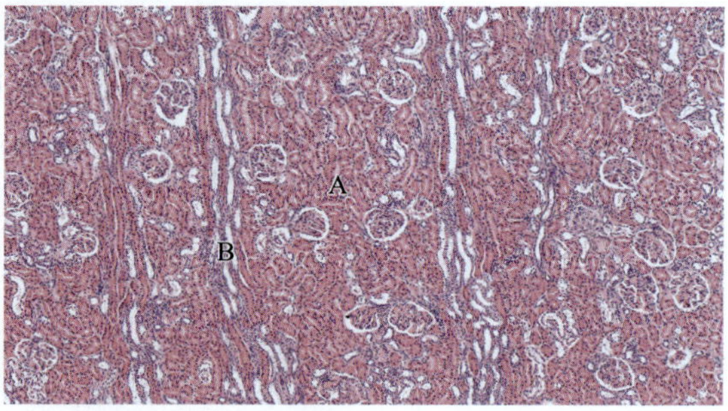

图 15-2　浅层皮质（H-E 染色，低倍）
A 皮质迷路；B 髓放线

1）皮质迷路（图 15-3、图 15-4）：由肾小体和肾小管曲部组成。

肾小体：散在分布于皮质内的球形结构，由血管球和肾小囊组成。血管球由袢状毛细血管盘曲而成，染成紫色，被切成各种断面。血管球外包有双层肾小囊，脏层为有突起的足细胞，其外形不易分辨，紧贴于血管球的毛细血管外，细胞核较大且染色浅，突向肾小囊腔。壁层为单层扁平上皮，在血管极与脏层相续连，在尿极与近端小管相接。脏层与壁层之间的腔隙是肾小囊腔。

近曲小管：近曲小管粗、长，迂曲盘行于肾小体周围，故小管断面数目较多。小管管腔较小而不规则，管壁较厚，呈单层立方或锥体形。细胞核呈圆形，居基底端，细胞

质嗜酸性较强，细胞间界线不清。细胞游离缘有红色线状物，即刷状缘，常因取材不新鲜或固定不当而被破坏。细胞基部可见基底纵纹。

远曲小管：与近曲小管相比，其断面数目较少，管径小，管腔较大，腔面整齐，管壁由单层立方上皮构成。细胞质呈弱嗜酸性，刷状缘不明显，有时可见基底纵纹。

致密斑：位于肾小体血管极处。有的切片上远端小管在靠近肾小体的一侧，其管壁上皮细胞变高、变窄，核呈卵圆形，排列紧密、整齐，与对侧较低的单层立方上皮细胞有明显区别，即为致密斑。

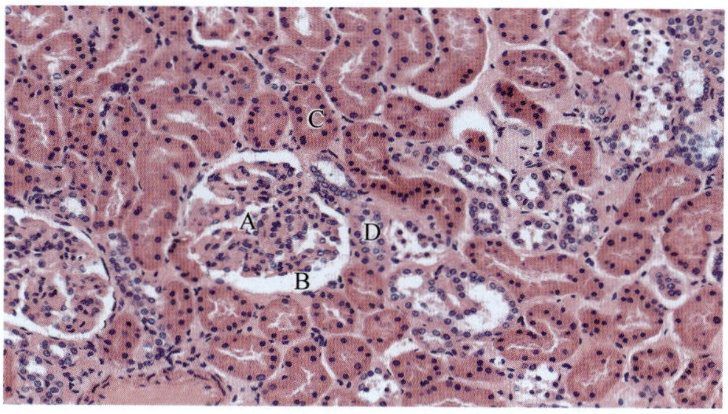

图 15-3　皮质迷路 1（H-E 染色，高倍）
A 血管球；B 肾小囊；C 近曲小管；D 远曲小管

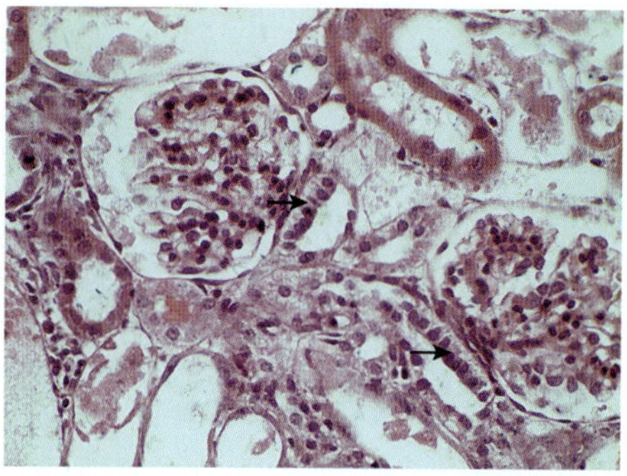

图 15-4　皮质迷路 2（H-E 染色，高倍）
→ 致密斑

2）髓放线（图 15-5）：由近直小管、远直小管和集合管组成，小管多为纵切面或斜切面。小管直部的结构与近、远曲小管相似。

（2）髓质（肾锥体）：包括近、远端小管直部和细段、集合小管几部分。

1）近、远端小管直部：结构与髓放线的直部类似。

2）细段：管径小，管壁为单层扁平上皮，由 3 ～ 4 个细胞围成，核着色淡，突向管腔，结构类似于毛细血管，但上皮细胞较内皮细胞厚，管腔中没有血细胞，应注意与毛细血管区别。

3）集合小管：各段的管腔均较大，管径粗，管壁为单层立方或柱状上皮，乳头管则呈高柱状。上皮细胞核排列整齐，细胞质浅染清亮，细胞界线清楚。

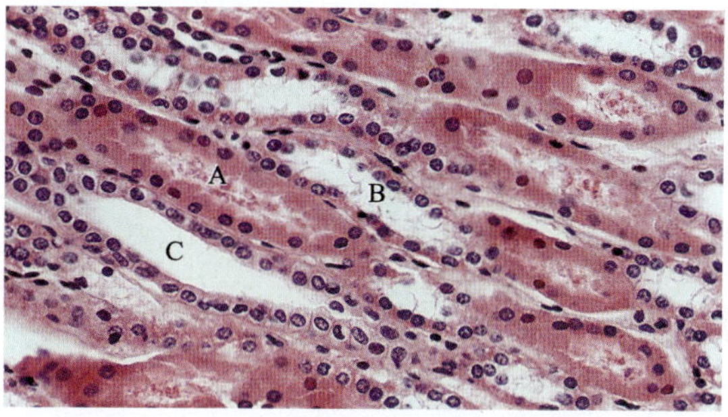

图 15–5　髓放线（H-E 染色，高倍）
A 近直小管；B 远直小管；C 集合管

（二）膀胱（urinary bladder），H-E 染色

1. 观察要点　变移上皮，黏膜层，肌层，外膜。

2. 肉眼观察　膀胱壁厚，腔呈不规则裂隙。

3. 低倍镜及高倍镜观察　膀胱为腔状器官，膀胱壁由内向外分为黏膜层、肌层和外膜三层（图 15-6、图 15-7）。

（1）黏膜层：由变移上皮和含纤维较多的结缔组织固有层组成。黏膜层向腔内突出形成皱襞。

（2）肌层：较厚，分为内纵、中环、外纵三层平滑肌，在镜下表现为不同切面的平滑肌纤维束，不易分层。

（3）外膜：是富含血管、淋巴管和神经纤维的结缔组织。

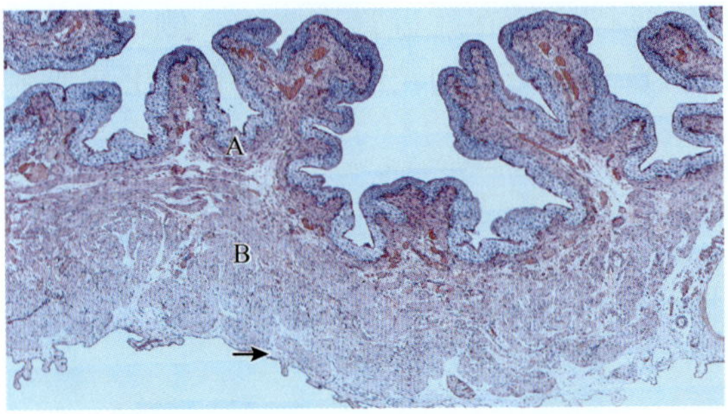

图 15-6 膀胱（H-E 染色，低倍）
A 黏膜层；B 肌层；→ 外膜

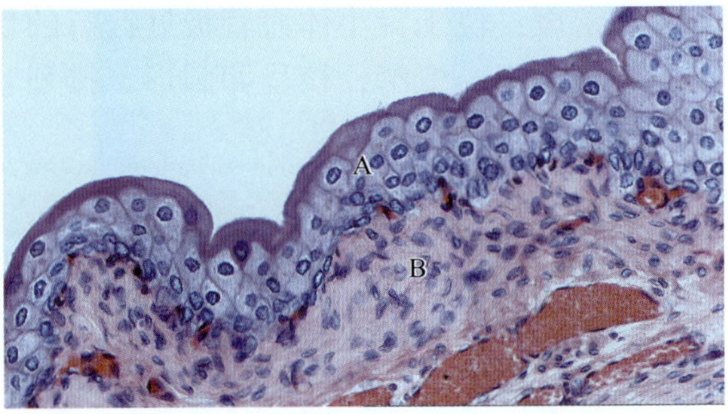

图 15-7 膀胱（H-E 染色，高倍）
A 变移上皮；B 固有层

（三）输尿管（ureter），H-E 染色

1. 观察要点 变移上皮，黏膜层，肌层，外膜。见图 15-8、图 15-9。

2. 肉眼观察 为一管壁薄、管腔不规则的小管道。

3. 低倍镜及高倍镜观察 管壁分为黏膜、肌层和外膜三层。

（1）黏膜：黏膜上皮是较薄的变移上皮，固有层含有较多的纤维，黏膜层突向管腔形成纵行皱襞，故管腔不规则。

（2）肌层：为平滑肌，上 2/3 段为内纵、外环两层，下 1/3 段为内纵、中环、外纵三层。

（3）外膜：为疏松结缔组织。

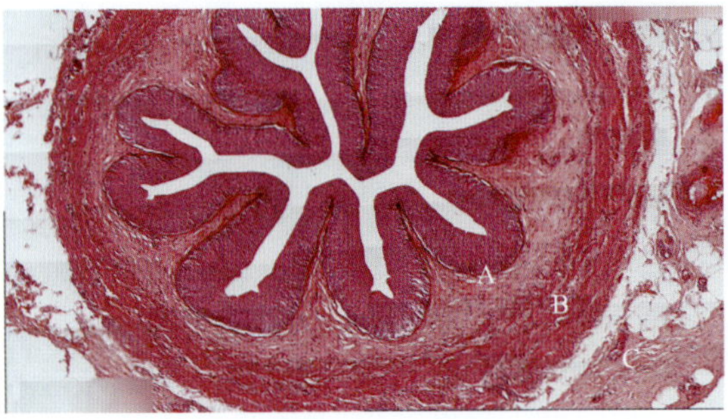

图 15-8 输尿管（H-E 染色，低倍）
A 黏膜层；B 肌层；C 外膜

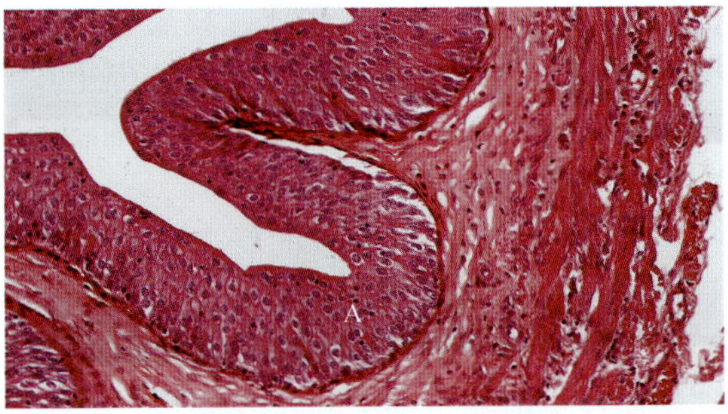

图 15-9 输尿管（H-E 染色）
A 变移上皮

二、示教切片

滤过屏障（图 15-10），可见足细胞次级突起、裂孔、裂孔膜、基膜、毛细血管内皮、内皮窗孔。

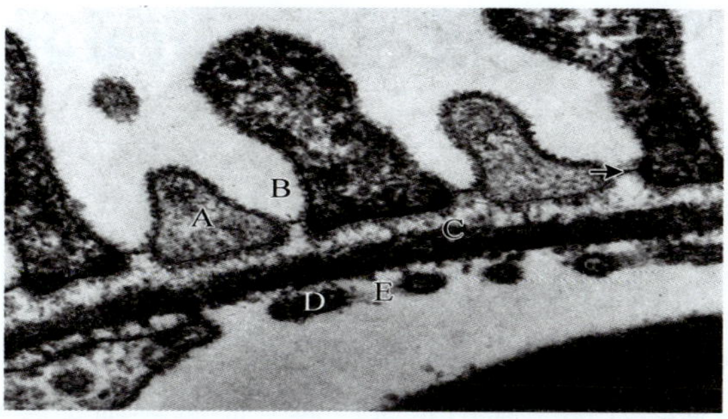

图 15-10　滤过屏障（透射电镜）

A 足细胞次级突起；B 裂孔；C 基膜；D 毛细血管内皮；E 内皮窗孔；→ 裂孔膜

【思考题】

1. 试述肾小体的组织结构与原尿生成的关系。
2. 试比较近端小管曲部与远端小管曲部的结构特点及主要功能。

（赵宏贤）

第十六章　呼吸系统（Respiratory System）

呼吸系统（respiratory system）包括鼻、咽、喉、气管、主支气管和肺。从鼻腔到肺内的终末细支气管是气体通道，起传导气体的作用，称导气部；从肺内的呼吸性细支气管至末端的肺泡，是气体交换的部位，称为呼吸部。

【目的要求】

1. 掌握：气管壁的光镜结构；肺内小支气管、呼吸性细支气管、肺泡管、肺泡的光镜结构；Ⅱ型肺泡上皮细胞、肺巨噬细胞的光镜结构。

2. 熟悉：肺内细支气管、终末性细支气管、肺泡囊的光镜结构。

3. 了解：肺泡隔的光镜结构。

【实验内容】

观察切片

（一）气管（trachea），H-E 染色

1. 观察要点　假复层纤毛柱状上皮，气管腺，透明软骨。见图 16-1、图 16-2。

2. 肉眼观察　标本为一管状结构。管腔内表面为染为紫蓝色的黏膜层，其外是染色较浅的黏膜下层，外膜中有“C”形的透明软骨。

3. 低倍镜及高倍镜观察　气管壁结构由内向外分为三层，依次为黏膜、黏膜下层和外膜。

（1）黏膜：由上皮和固有层构成。上皮为假复层纤毛柱状上皮（图 16-2），其间有少量的杯状细胞，游离面可见纤毛。上皮下粉红色条带状结构为基膜（图 16-2）。上皮深面为固有层，该层为结缔组织，含有丰富的弹性纤维及淋巴细胞。

（2）黏膜下层：为疏松结缔组织，与固有层没有明显分界，其中分布有较多的混合性气管腺，有时可见腺导管穿过黏膜通入气管腔。

（3）外膜：较厚，含“C”形的透明软骨，其表面是由致密结缔组织构成的软骨膜。在软骨环缺口处，可见平滑肌束和结缔组织。

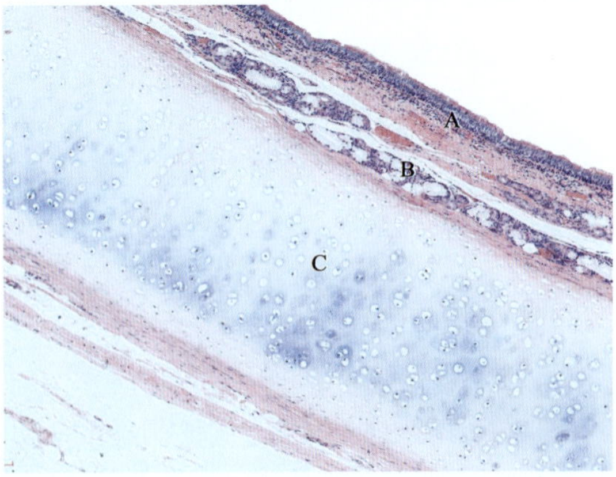

图 16-1　气管（H-E 染色，低倍）
A 黏膜；B 黏膜下层；C 外膜（透明软骨）

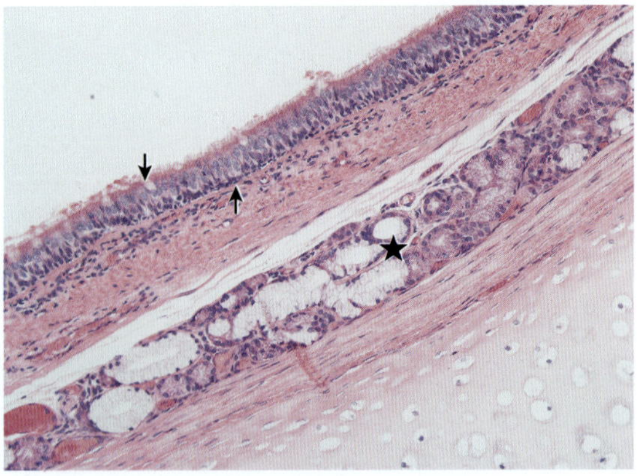

图 16-2　气管（H-E 染色，高倍）
↓ 假复层纤毛柱状上皮；↑ 基膜；★ 气管腺

（二）肺（lung），H-E 染色

1. 观察要点　小支气管，呼吸性细支气管，肺泡管，肺泡囊，肺泡。见图 16-3。

2. 肉眼观察　切片呈蜂窝状结构，其中有少数管腔大、壁较厚的管状结构，为血管或小支气管的断面。

3. 低倍镜及高倍镜观察　肺实质由肺内支气管的各级分支和大量壁薄、形状不规则的肺泡组成。肺间质是分布于肺泡和各级支气管之间的结缔组织，含丰富的毛细血管。肺实质可分为导气部和呼吸部。

第十六章 - 二维码
12：肺

（1）导气部：主支气管反复分支，其管径渐细，管壁渐薄，依次分为：

1）小支气管：管腔大，管壁厚。黏膜层由假复层纤毛柱状上皮、富含弹性纤维及环行排列的平滑肌束的固有层组成。上皮中可见杯状细胞，固有层中含有弥散淋巴组织。黏膜下层中有混合腺。外膜中有较多软骨片。

2）细支气管：管壁较薄，分层不明显。内表面上皮由假复层纤毛柱状上皮逐渐变为单层纤毛柱状上皮，杯状细胞、混合腺及软骨片均减少甚至消失，环行平滑肌束渐增多，黏膜常形成皱襞。

3）终末细支气管：管径更小，管壁更薄，黏膜常呈现很多皱襞。管壁由单层纤毛柱状上皮、结缔组织和一层完整的平滑肌组成，没有杯状细胞、混合腺和软骨片。

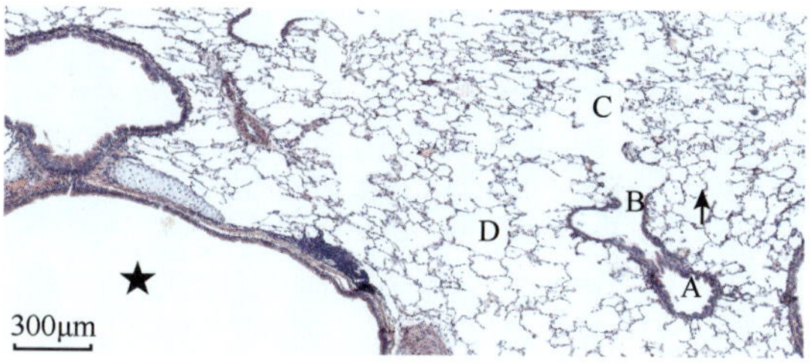

图 16-3　肺（H-E 染色，低倍）
★ 小支气管；A 终末细支气管；B 呼吸性细支气管；C 肺泡管；D 肺泡囊；↑ 肺泡

（2）呼吸部

1）呼吸性细支气管：管壁上因有肺泡开口而不完整，上皮逐渐变为没有纤毛的单层柱状或立方状上皮，并与肺泡上皮相连，上皮为薄层结缔组织和少许散在的平滑肌细胞。

2）肺泡管：是呼吸性细支气管的分支，其壁上的肺泡开口增多可致管壁极不完整。相邻肺泡开口间有结节状膨大，表面为单层立方或扁平上皮，其内含有少量平滑肌细胞和弹性纤维。

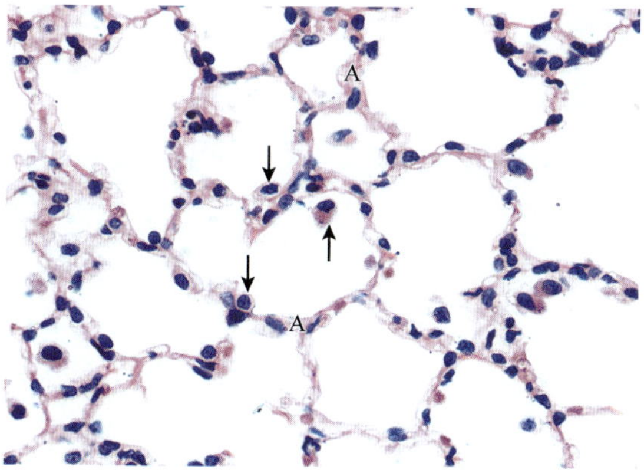

图 16-4　肺（H-E 染色，高倍）
↑ Ⅱ型肺泡细胞；↓ 巨噬细胞；A 肺泡隔

3）肺泡囊：是几个肺泡共同开口所形成的囊状结构，相邻肺泡开口处无平滑肌，故没有结节状膨大。

4）肺泡：为大小不等、形状不规则的空泡状结构，肺泡壁很薄，覆盖有肺泡上皮和基膜。肺泡上皮分为两种：

Ⅰ型肺泡细胞：数量少，为单层扁平细胞，含核部分略厚，其余很薄，光镜下与毛细血管内皮不易分辨。

Ⅱ型肺泡细胞（图 16-4）：数量多，是分布于Ⅰ型肺泡细胞之间的圆形或多边形细胞，细胞核呈卵圆形，细胞质染色浅。

肺泡隔（图 16-4）是相邻肺泡间的少量结缔组织，富含毛细血管、弹性纤维、巨噬细胞和淋巴细胞。肺巨噬细胞位于肺泡隔或肺泡腔内，细胞大，核小，细胞质呈嗜酸性。如吞噬有较多的尘粒，则称为尘细胞。

【思考题】

1. 结合功能讨论肺呼吸部的结构特点。
2. 根据所学知识，试述影响肺泡收缩和扩张的因素。
3. 在肺切片中如何区别肺的导气部、呼吸部和血管？
4. 根据所学知识，试述影响肺泡收缩和扩张的因素。
5. 什么是气 - 血屏障？气体如何交换？

（许希燕）

第十七章　男性生殖系统（Male Reproductive System）

【目的要求】

1. 掌握：生精小管、各级生精细胞、支持细胞和睾丸间质细胞的光镜特点。

2. 熟悉：附睾、前列腺的光镜特点。

3. 了解：输精管的光镜特点。

【实验内容】

第十七章 - 二维码
13：睾丸

一、观察切片

（一）睾丸（testis），H-E 染色

1. 观察要点　生精小管，精原细胞，初级精母细胞，精子细胞，支持细胞，间质细胞。

2. 肉眼观察　标本呈红色卵圆形。

3. 低倍镜及高倍镜观察　睾丸表面为单层扁平上皮，即鞘膜脏层；其下为由致密结缔组织构成的白膜，白膜之下为许多大小不等、形态不一的生精小管的切面，生精小管之间为睾丸间质。睾丸间质为少量疏松结缔组织，内含丰富的血管，间质内可见单个或成群分布、细胞质染为红色的间质细胞。见图 17-1 ～图 17-4。

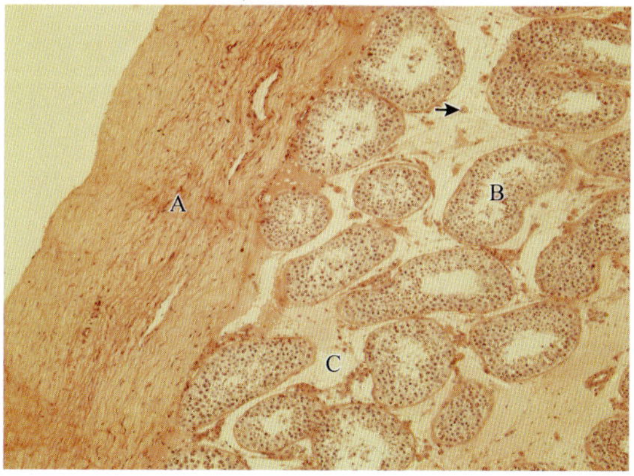

图 17-1　睾丸 1（H-E 染色，低倍）
A 白膜；B 生精小管；C 睾丸间质；→ 睾丸间质细胞

生精小管的复层上皮由支持细胞和生精细胞两类细胞组成。

（1）支持细胞：数量较少，呈高锥体形，由基膜直达管腔。细胞轮廓不清，细胞质染浅红色，细胞核较大，呈卵圆形、三角形或不规则形，染色浅，可见明显的核仁和核膜。因支持细胞轮廓不清，通常根据其核的特点来辨认。

（2）生精细胞：各级生精细胞为大小不等的圆形细胞，嵌插在支持细胞内，较支持细胞小而多。由基底到腔面依次为：

1）精原细胞：为紧贴基膜的 1 ～ 2 层细胞，呈圆形或椭圆形，体积较小，细胞核圆形、染色深，有时可见分裂象。

2）初级精母细胞：位于精原细胞浅面，有 1 ～ 3 层，在生精细胞中体积最大，细胞质染色浅，核大，染色深，常呈分裂象，核内粗大的染色体颗粒交织呈丝球状。

3）次级精母细胞：位于初级精母细胞浅面，大小似精原细胞，细胞质色浅，核也常

呈分裂象。由于这种细胞很快完成第二次成熟分裂，存在时间很短，切片中不易见到。

4）精子细胞：位于生精小管腔面，数量多，体积小，细胞质染红色，核圆而小，染色深，无分裂象。

5）精子：位于管腔内或嵌入支持细胞游离端的细胞质内，呈蝌蚪状，头部染深紫蓝色，尾部不明显。

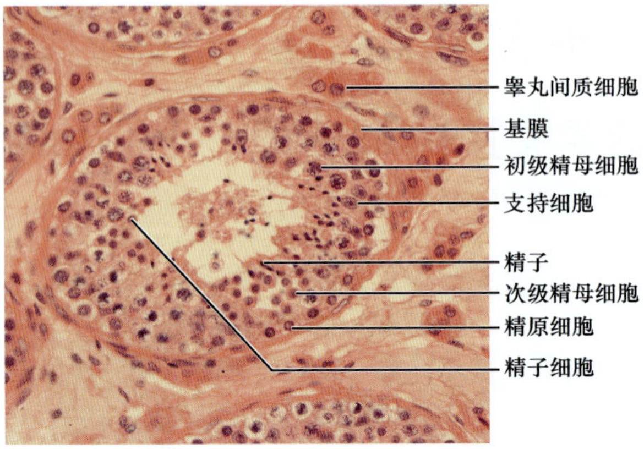

图 17-2　睾丸 1（H-E 染色，高倍）

（3）睾丸间质细胞：呈圆形、卵圆形或多边形，细胞质嗜酸性，核大而圆，常偏一侧，是睾丸内分泌雄激素的细胞（图 17-2）。

在近睾丸纵隔处，生精小管与管径较细、由单层柱状或单层立方上皮围成的直精小管相续连，进入睾丸纵隔后，移行为不规则的睾丸网，腔面衬以单层立方上皮（图 17-3、图 17-4）。

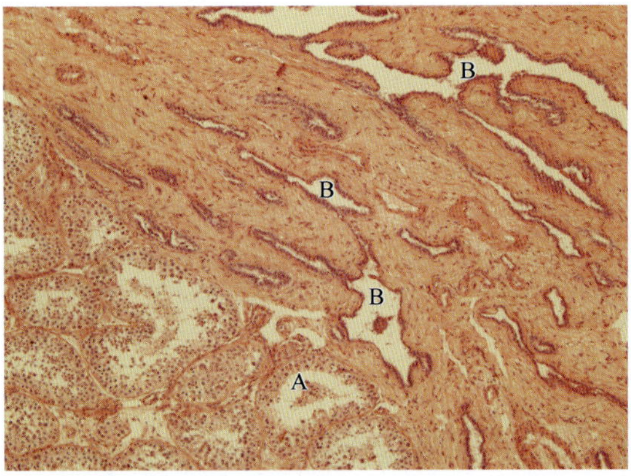

图 17-3　睾丸 2（H-E 染色，低倍）
A 生精小管；B 睾丸网

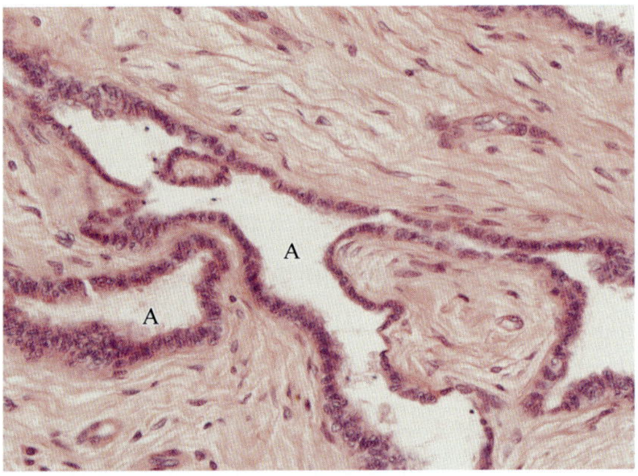

图 17-4　睾丸 2（H-E 染色，高倍）
A 睾丸网

（二）附睾（epididymis），H-E 染色

1. 观察要点　附睾管，输出小管，静纤毛。

2. 肉眼观察　标本为一团染紫色的结构，由许多小管构成。

3. 低倍镜及高倍镜观察　附睾的实质由两类管道组成，一类腔面整齐，为附睾管的断面；一类腔面不整齐，为输出小管的断面。小管间有少量疏松结缔组织。

（1）输出小管（图 17-5）：上皮为假复层柱状上皮，由高柱状纤毛细胞和矮柱状无纤毛细胞相间排列而成，故腔面不整齐。上皮外的结缔组织中含少量环行平滑肌。

（2）附睾管（图 17-6）：上皮为假复层纤毛柱状上皮，游离面有许多细长的静纤毛。管腔规则，腔内常有分泌物和精子。上皮外的结缔组织中含较多的环行平滑肌。

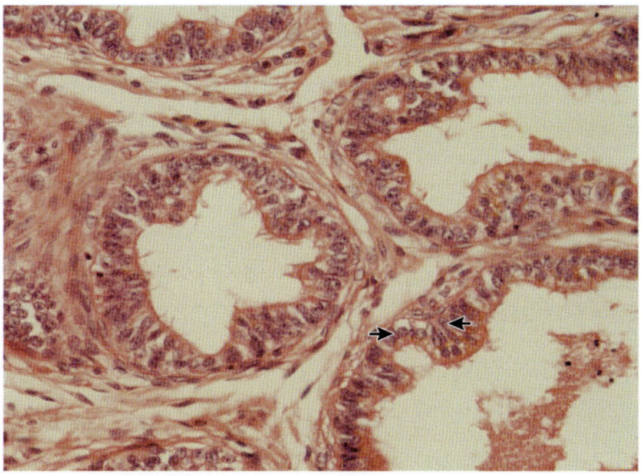

图 17-5　输出小管（H-E 染色，高倍）
→矮柱状细胞；←高柱状纤毛细胞

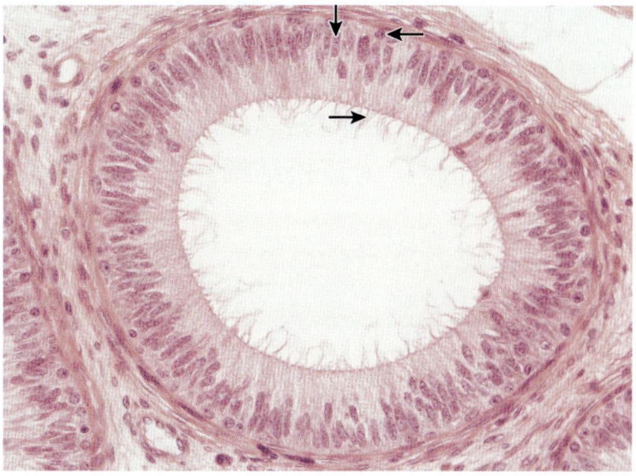

图 17-6　附睾管（H-E 染色，高倍）
← 基细胞；↓ 柱状细胞；→ 静纤毛

（三）前列腺（prostate gland），H-E 染色

1. 观察要点　腺泡，前列腺结石。

2. 肉眼观察　标本为红色块状，中央有一弧形裂隙为尿道，向尿道隆起的小丘为精阜。

3. 低倍镜观察　结缔组织被膜伸入腺实质内，将其分为许多小叶。腺泡为管泡状，形态、大小不一，腔面不整齐。有的腺泡腔内有分泌物，有的可见呈同心圆状的红色板层结晶体，即前列腺凝固体（图 17-7）。

4. 高倍镜观察　被膜及间质内明显可见平滑肌。腺泡上皮因功能不同而表现为多种类型，可为单层扁平、单层立方、单层柱状或假复层柱状上皮等。导管上皮为单层立方或单层柱状上皮，开口于精阜两侧的尿道前列腺部，后者呈半月形，衬以复层柱状上皮，表面高低不平（图 17-8）。

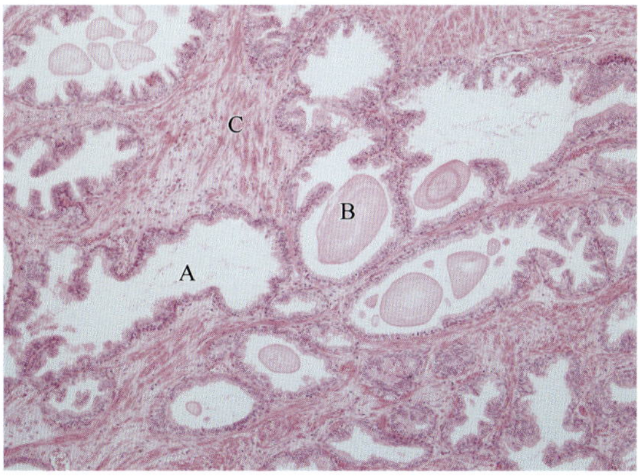

图 17-7　前列腺（H-E 染色，低倍）
A 腺泡；B 前列腺凝固体；C 平滑肌

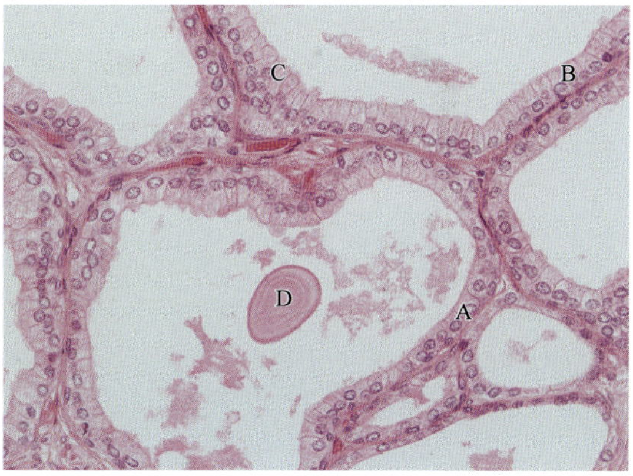

图 17-8　前列腺（H-E 染色，高倍）
A 单层立方上皮；B 单层柱状上皮；C 假复层柱状上皮；D 前列腺凝固体

（四）输精管（ductus deferens），H-E 染色

1. 观察要点　黏膜层，肌层，外膜。

2. 肉眼观察　标本为一腔小、壁厚、染红色的小管。

3. 低倍镜及高倍镜观察　管壁由内向外分为三层：黏膜层、肌层和外膜。肌层最厚。见图 17-9、图 17-10。

（1）黏膜层：由假复层柱状上皮及固有膜的结缔组织构成。上皮游离面有许多细长的微绒毛。黏膜局部突向管腔形成数条皱行皱襞。

（2）肌层：由内纵、中环、外纵三层平滑肌组成。

（3）外膜：为疏松结缔组织，富含血管、神经。

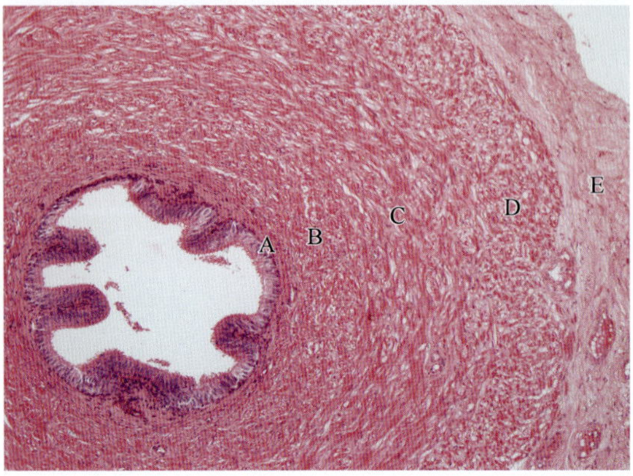

图 17-9 输精管（H-E 染色，低倍）
A 黏膜；B 内纵肌；C 中环肌；D 外纵肌；E 外膜

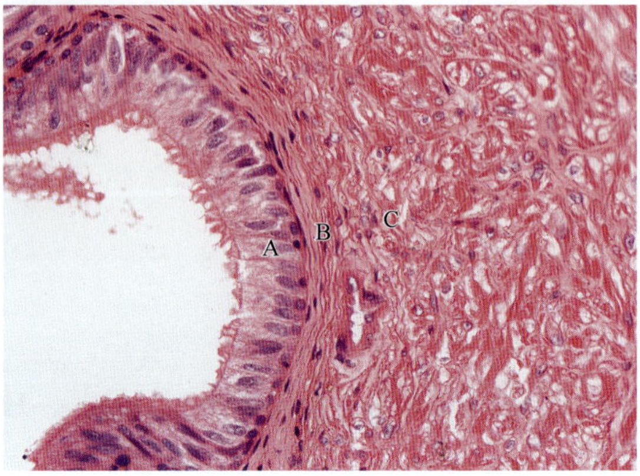

图 17-10 输精管（H-E 染色，高倍）
A 假复层柱状上皮；B 固有层；C 内纵肌

二、示教切片

精子涂片，绍氏染色。

精子头部呈椭圆形，芝麻粒状，染为蓝紫色，顶体部色稍浅；尾部细长，呈蓝色，占精子全长的大部分（图 17-11）。

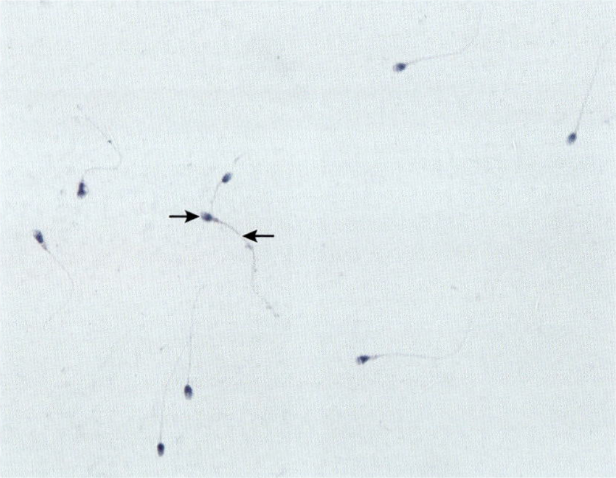

图 17-11 精子涂片（绍氏染色，高倍）
→ 精子头部；← 精子尾部

【思考题】

1. 简述精子形成过程中的主要变化。
2. 试结合支持细胞的功能阐述其结构特点。
3. 睾丸间质细胞有何功能？具有与哪类细胞相似的哪些结构特点？
4. 男性体内哪些结构或细胞能产生雄激素？结扎输精管后能改变男性第二性征吗？

（赵宏贤）

第十八章　女性生殖系统（Female Reproductive System）

【目的要求】

1. 掌握：卵巢的光镜特点；增生期和分泌期子宫内膜的光镜特点。
2. 熟悉：输卵管的光镜特点。
3. 了解：乳腺的光镜特点。

【实验内容】

一、观察切片

第十八章 - 二维码
14：卵巢

（一）卵巢（ovary），H-E 染色

1. 观察要点　原始卵泡，初级卵泡，次级卵泡，黄体。

2. 肉眼观察　标本呈卵圆形。外周紫红色区域为皮质，其内有大小不等的空泡，即卵泡。标本中央染色较浅的区域为髓质。

3. 低倍镜及高倍镜观察　卵巢表面被覆单层立方或单层扁平上皮，其深面为致密结缔组织构成的白膜。白膜深部的皮质含各级卵泡和黄体，卵泡和黄体之间充填结缔组织。

（1）原始卵泡：数量多，体积小，位于皮质浅层。由中央一个较大的初级卵母细胞和外周一层扁平的卵泡细胞构成（图 18-1）。初级卵母细胞较大，细胞质丰富，核大而圆，着色浅，核仁、核膜明显。

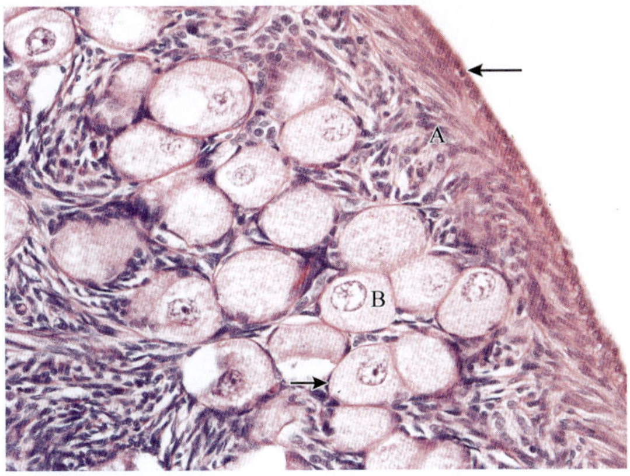

图 18-1　卵巢（H-E 染色，高倍）
← 表面上皮；A 白膜；B 卵母细胞；→ 卵泡细胞

（2）初级卵泡：由原始卵泡发育而来，比原始卵泡位置深、体积大。中央的初级卵母细胞增大，外周的卵泡细胞转变为单层立方、柱状或复层细胞。在初级卵母细胞与卵泡细胞之间出现一层嗜酸性的红色均质膜，称透明带。卵泡周围的结缔组织富含梭形细胞，为卵泡膜（图 18-2）。

（3）次级卵泡：由初级卵泡发育而来，体积更大。初级卵母细胞继续增大，卵泡细胞层数多达 6 ～ 12 层。卵泡细胞间开始出现腔隙并逐渐融合成一个大的卵泡腔，内含粉红色的卵泡液。紧贴透明带的一层卵泡细胞呈柱状放射状排列，称放射冠。其余数层卵泡细胞密集排列在卵泡腔周围，构成卵泡壁，称颗粒层。初级卵母细胞及其周围的卵泡细胞一起突向卵泡腔内，称卵丘。卵泡膜发育成两层，内层富含浅染的梭形或多边形的膜细胞及毛细血管；外层为结缔组织，纤维较多（图 18-3）。

（4）成熟卵泡：很大，可占据整个皮质厚度，并使卵巢表面隆起。其结构与晚期次

级卵泡相似，但颗粒层变薄。由于标本取材时间的缘故，切片中很难找到成熟卵泡。

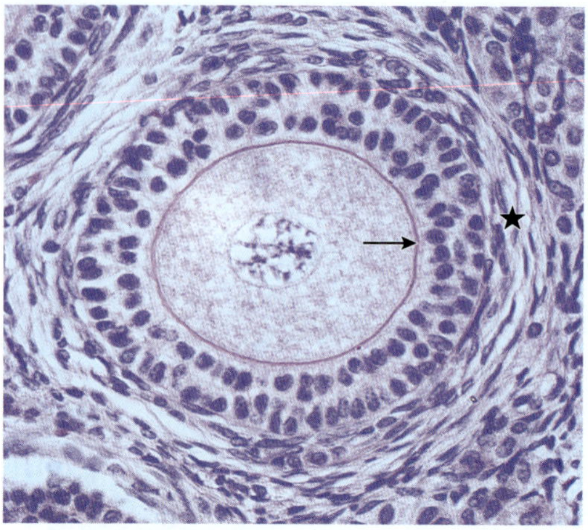

图 18-2 初级卵泡（H-E 染色，高倍）
★ 卵泡膜；→ 透明带

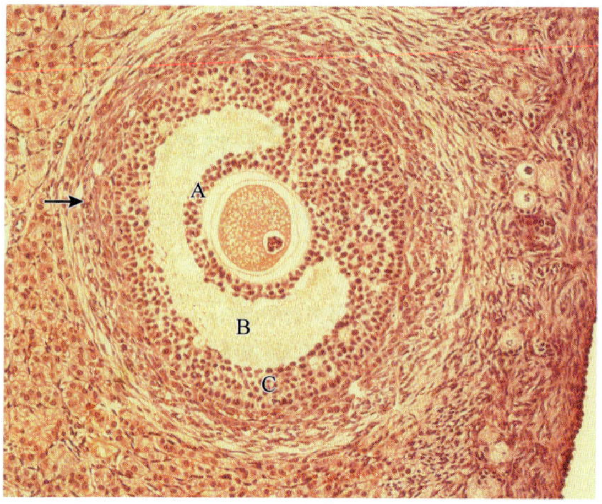

图 18-3 次级卵泡（H-E 染色，高倍）
→膜细胞；A 卵丘；B 卵泡腔；C 颗粒层

（5）闭锁卵泡：不同发育阶段的卵泡退化即为闭锁卵泡。其初级卵母细胞蜕变，核固缩、变形或消失；透明带浑浊、肿胀、塌陷、断裂或消失；卵泡细胞变小、脱落；卵泡液减少；卵泡壁塌陷（图 18-4）。

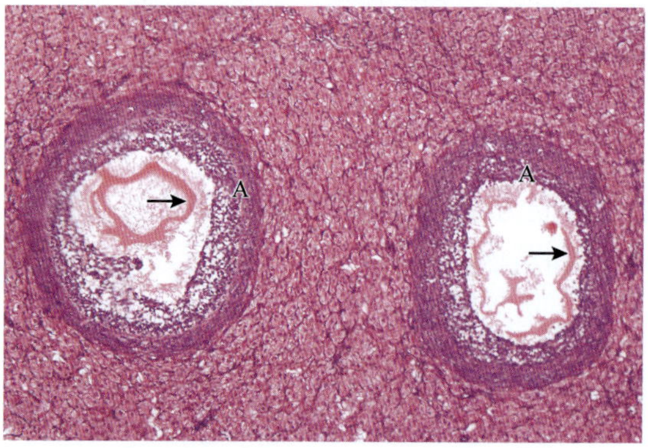

图 18-4 闭锁卵泡（H-E 染色，高倍）
A 闭锁卵泡；→ 弯曲、断裂的透明带

晚期次级卵泡或成熟卵泡退化时，卵泡膜内层的膜细胞增生肥大，细胞质丰富，充满脂滴，着色浅，被结缔组织分隔成团索状，称间质腺。

（6）黄体：是体积很大的内分泌细胞团，着色浅，外有结缔组织被膜，与周围组织分界清楚（图 18-5）。黄体细胞有两种（图 18-6）：①粒黄体细胞：位于黄体中央，胞体较大，呈多边形，细胞质着色浅，内充满脂滴，故呈空泡状；②膜黄体细胞：多位于黄体周边，胞体较小，细胞质着色较深。黄体中有丰富的毛细血管。

卵巢中央的髓质由富含血管的疏松结缔组织构成。

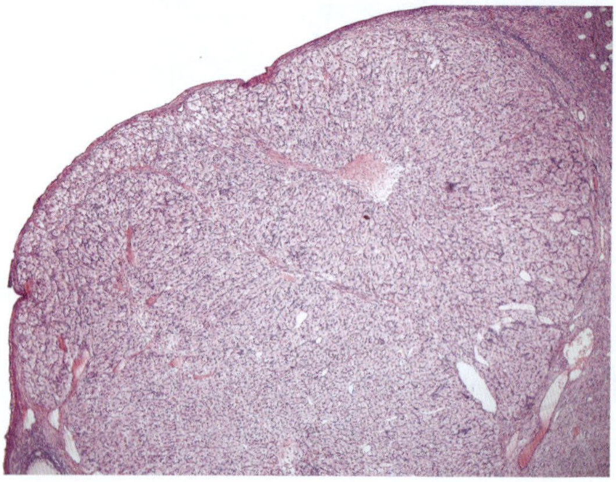

图 18-5 黄体（H-E 染色，低倍）

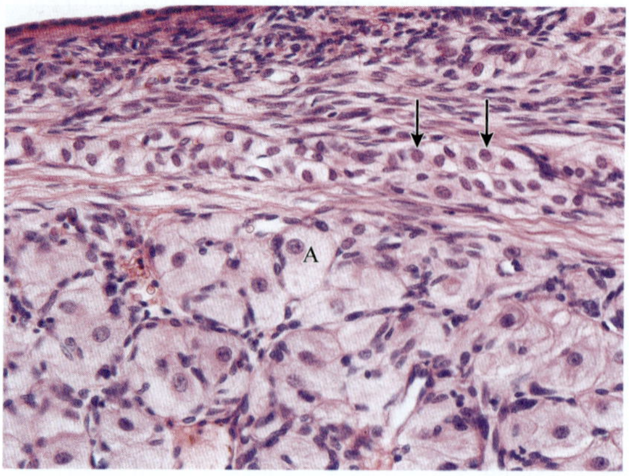

图 18-6 黄体（H-E 染色，高倍）
A 粒黄体细胞；↓ 膜黄体细胞

（二）子宫（uterus），增生期子宫切片，H-E 染色

1. 观察要点　子宫腺，螺旋动脉。

2. 肉眼观察　标本染紫色的部分为子宫内膜，染红色的部分为子宫肌层。

3. 低倍镜及高倍镜观察　子宫壁由内向外分为内膜、肌层、外膜三层，重点观察内膜。

（1）内膜：上皮为单层柱状，向固有层结缔组织内凹陷形成管状的子宫腺，腺腔小而规则，腔内无分泌物（图 18-7）。子宫腺间的结缔组织内，梭形或星形的基质细胞较多，胞体较大，并可见很多小血管的断面。固有层近腔面为功能层，较厚而疏松，可见许多小动脉的横切面呈串状排列，为螺旋动脉（图 18-8）。深层为基底层，较薄而致密，细胞数量多，两层分界不明显。

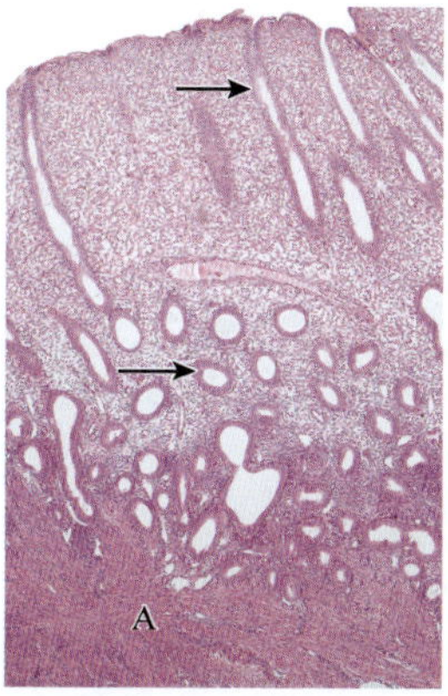

图 18-7　子宫（增生期，H-E 染色，低倍）
→子宫腺；A 肌层

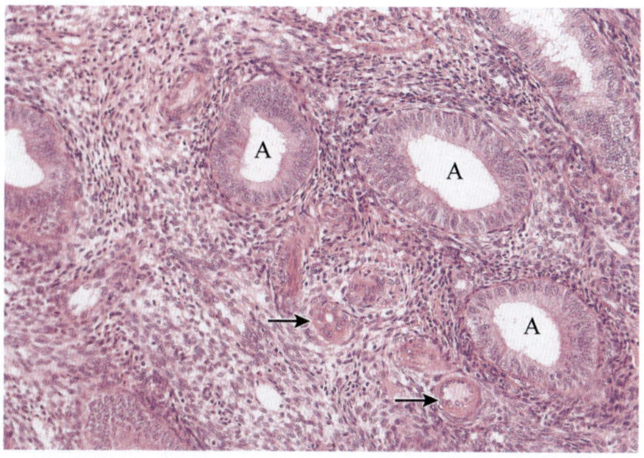

图 18-8　子宫（增生期，H-E 染色，高倍）
→螺旋动脉；A 子宫腺

（2）肌层：很厚，平滑肌纤维成束，交错排列，故分层不明显。束间有少量结缔组织。

（3）外膜：薄，大部分为浆膜。

与增生期子宫相比，分泌期子宫内膜有以下特点：内膜增厚，子宫腺增多、腔增大，腔内出现分泌物，螺旋动脉断面增多，基质细胞增多、变大（图 18-9、图 18-10）。

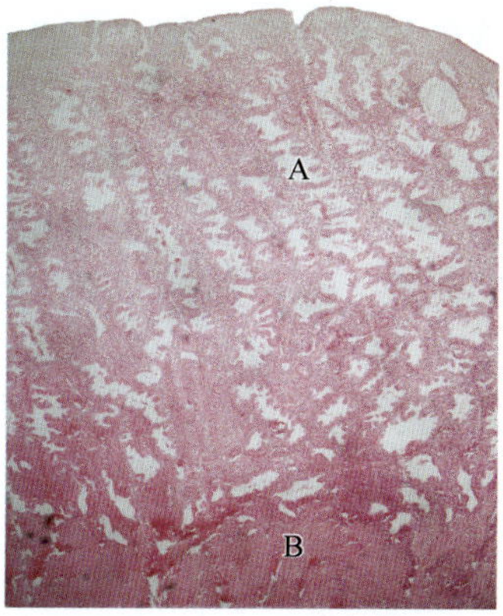

图 18-9　子宫（分泌期，H-E 染色，低倍）
A 子宫腺；B 肌层

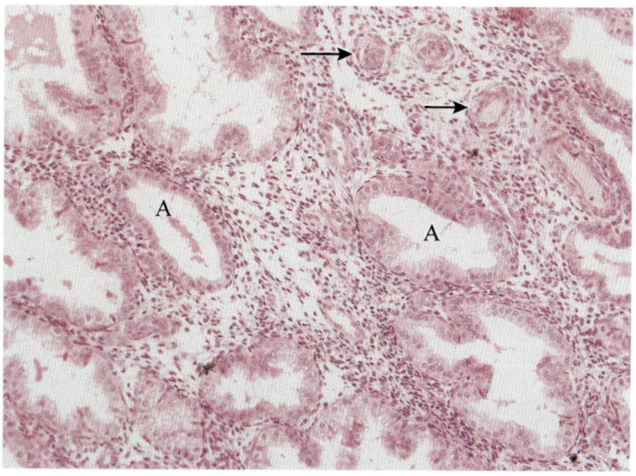

图 18-10　子宫（分泌期，H-E 染色，高倍）
→螺旋动脉；A 子宫腺

二、示教切片

（一）输卵管（oviduct），输卵管壶腹部切片，H-E 染色

1. 观察要点 黏膜皱襞，分泌细胞，纤毛细胞。

2. 肉眼观察 标本为红色管状结构，管腔小而不规则。

3. 低倍镜及高倍镜观察 管壁由内向外分为黏膜、肌层及外膜三层。

（1）黏膜：由单层柱状上皮和固有层组成。黏膜局部突向管腔形成皱襞，峡部的皱襞少且低，壶腹部的皱襞多且高（图 18-11）。上皮细胞有两种，一种游离面有纤毛，称纤毛细胞；另一种为分泌细胞（图 18-12）。

（2）肌层：为内环、外纵两层平滑肌，在峡部较厚，壶腹部较薄。

（3）外膜：为浆膜。

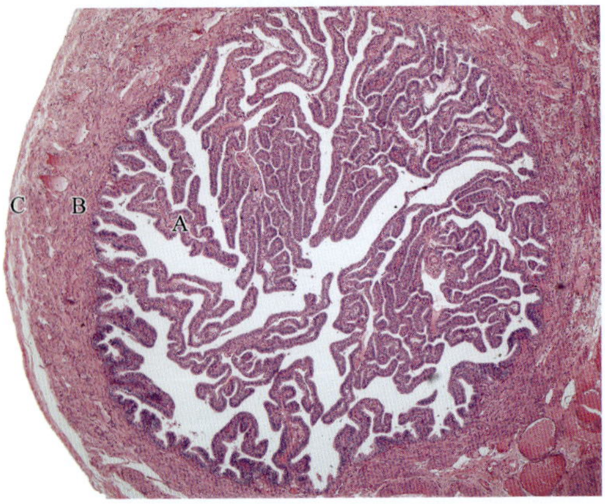

图 18-11 输卵管（壶腹部，H-E 染色，低倍）
A 皱襞；B 肌层；C 浆膜

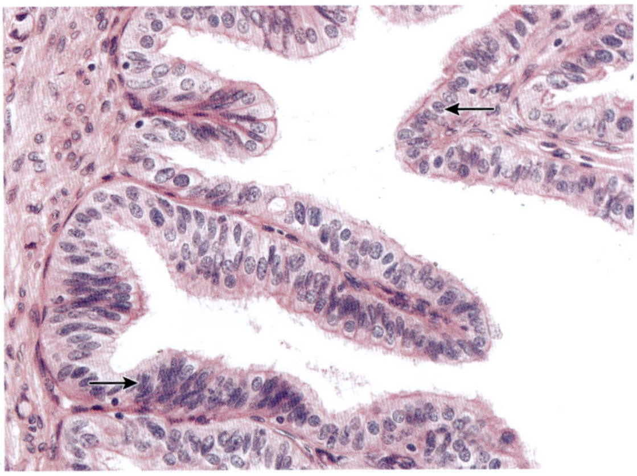

图 18-12 输卵管（壶腹部，H-E 染色，高倍）
← 纤毛细胞；→ 分泌细胞

（二）乳腺（mammary gland），H-E 染色

1. 静止期乳腺切片 含少量由矮柱状上皮构成的腺泡及小导管，前者腔小或不清，后者腔较大。小叶间有大量结缔组织，其中有较多脂肪，血管少（图 18-13）。

2. 活动期乳腺切片 小叶内充满大小不等、形态不一的腺泡，其上皮细胞可呈柱状、锥形或立方形。腺泡腔内可见红色的分泌物（乳汁）。小叶间结缔组织少（图 18-14）。

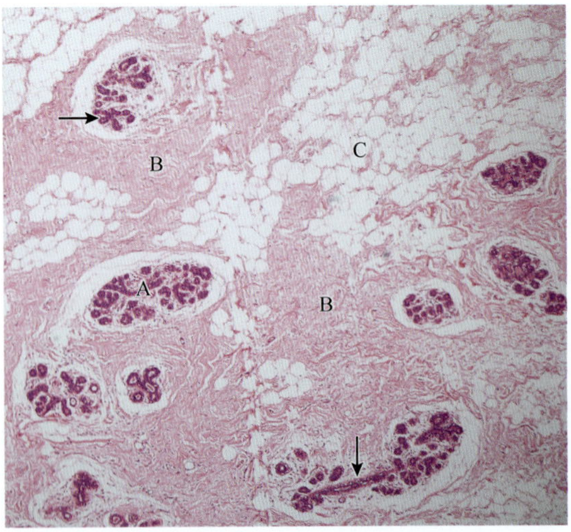

图 18-13 静止期乳腺（H-E 染色，低倍）
A 乳腺小叶；B 结缔组织；C 脂肪组织；→ 腺泡；↓ 导管

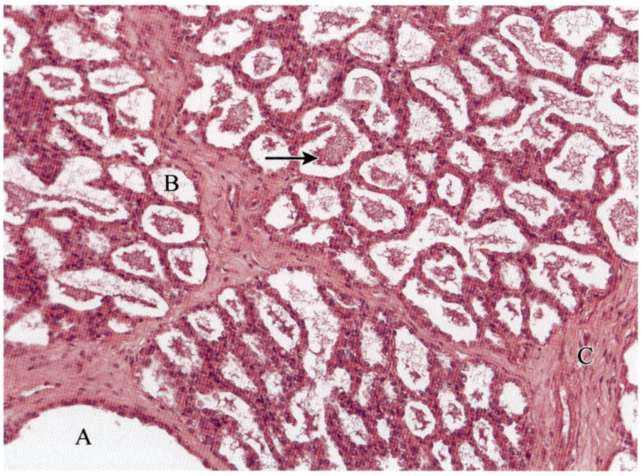

图 18-14　活动期乳腺（H-E 染色，高倍）
A 导管；B 腺泡；C 小叶间结缔组织；→ 乳汁

【思考题】

1. 卵巢内哪些细胞有内分泌功能？各合成什么激素？有什么结构特点？
2. 月经周期子宫内膜的结构是如何变化的？与卵巢内卵泡的发育有何关系？
3. 试比较各级卵泡的形态结构特点。

（余　鸿）